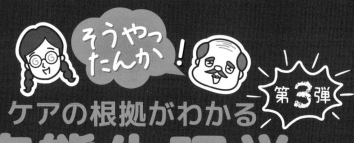

そうやったんか！

第3弾

ケアの根拠がわかる

病態生理学

著 川畑龍史
濱路政嗣

疾患&症状24

JN073637

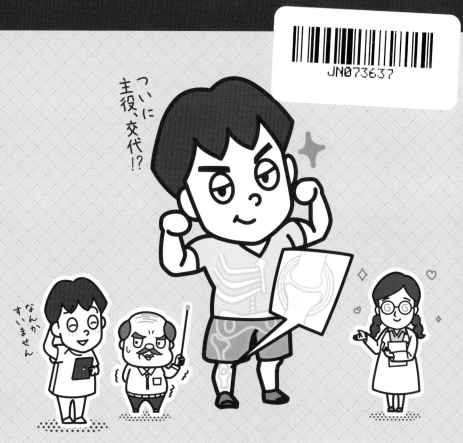

ついに主役、交代!?

なんかすいません

MC メディカ出版

まえがき

　人は誰しも健康で、（できれば美しく）長生きしたいものです。しかし、世の中には膨大な数の疾患が存在します。ちまたでは健康で長生きする秘訣として、食事、運動、睡眠の3つのキーワードをよく耳にします。その3つのキーワードにもさまざまな方法や考え方があり、実践している方も多いことでしょう。ただ、皮肉にも、そういった“病気になりにくい”生活を長年実践あるいは心がけていても、病気というのは突然襲ってくるものです。病気には発生頻度の高いものから低いもの、また、治癒する可能性が高いものから治癒困難なものまで、さまざま存在します。

　食生活などで明らかに病気になってしまうような日常を送り続け、案の定病気になってしまった、または事故・事件などによる外傷のような、いわゆる原因がはっきりしている病気もあれば、原因がまったくわからない病気もあります。しかし、皮肉にも、世の中に存在する疾患は後者のほうが圧倒的に多いのです。そのようなはっきりとした原因がわからない疾患にかかってしまった患者さんには罪はないのです。病気になることで、初めて健康のありがたさに気づく方もいらっしゃるかもしれません。

　本書の、まさに今この文章を読んでくださっている方は、医療関係者の方でしょうか。それとも医療従事者を目指している学生の方でしょうか。あるいは、健康や病気に興味がある方でしょうか。病気は、思いもよらぬタイミングで容赦なく降り注いできます。でも、世の中には人類が長い年月をかけて発展してきた「医学」、そしてそれを応用する「医療」が存在します。病院等の医療施設や福祉施設、そしてそこで働くスタッフの方達が、先端技術を駆使して医療にあたります。仮に病気になったとしても、そういった医療が支えになってくれます。ですから、罪のない患者さんにとって、医療は非常に尊い存在となることでしょう。

本書は、現役ナースの方のご意見を聴取して、日常遭遇する頻度の高い疾患や、もう一度学びたいと思う疾患を集め、厳選に厳選を重ね選択した疾患の病態生理・症状・治療およびケアを中心に執筆したものです。

　本書も、シリーズである拙著『なんでやねん！根拠がわかる解剖学・生理学 要点50』の構成を踏襲しました。3人の登場人物（医師、研修医、新人ナース）による、関西弁を交えた会話調による話の展開によって、「臨床に役立つ」、「丸暗記から"解放"される」、「教科書では書かれていない"根拠"を知ることができる」、「最後まで楽しく"読み通す"ことができる」ことを意識して執筆しました。

　一人でも多くの方がこの本を読んで病態生理学に精通し、ぜひ、弱者である患者さんへのケアにあたってほしいと切に願っています。そして最後には、一度きりの人生、たとえいかなる結果になろうとも、患者さんから「あなたに診て（看て）もらえてよかった」と言ってもらえたら、医療者にとっても患者さんにとっても、とても幸せな人生となるのではないでしょうか。本書で扱う疾患・症状の数は24ですが、読者の方から、もっと知りたい・学びたいと思う疾患がありましたら、出版社へご意見などをお寄せいただけたら幸いです。

　最後に、シリーズ第3弾にあたる本書の出版を快く引き受けてくださったメディカ出版の方々、引き続きインパクトある3人のキャラクターや見やすいイラストの数々を作成してくださったイラストレーターの方々に深く感謝をいたします。

　それでは、ちょっと風変わりな参考書『そうやったんか！ ケアの根拠がわかる病態生理学 疾患&症状24』の世界へとあなたをお連れしたいと思います。さっそく進んでいきましょう！

2023年3月吉日

川畑 龍史、濱路 政嗣

contents

目次

CHAPTER1

第１章
消化器

1　食道がんと胃がん

食道がんと胃がんの図解やで！

食道がん

- 食道に発生する上皮性悪性腫瘍
- 病型：扁平上皮がん、腺がん
- 好発部位：胸部中部食道
- 好発年齢：飲酒歴、喫煙歴のある60〜70歳男性
- 早期がん：粘膜筋板までの浸潤
- 表在がん：粘膜下層までの浸潤
- 進行がん：固有筋層から深層
- がんの中では予後不良

胃がん

- 胃粘膜に発生する上皮性悪性腫瘍
- 病型：多くが腺がん
- 好発年齢：70歳以降
- 危険因子：*H. pylori* 感染、萎縮性胃炎、食塩の過剰摂取、喫煙、EBウイルスなど
- 早期がん：粘膜下層までの浸潤
- 進行がん：固有筋層から深層
- がん死亡の中では、肺がん、大腸がんに次いで3番目に多い

解剖生理学・病態生理やで！―食道と胃の外膜は違うんやで

🐼 今回のテーマは、「食道がんと胃がん」や。

👦 最初のテーマがいきなり"がん"とは、先生結構ヘビーですね〜。

🐼 まあ、それも「なんでやねん！」と突っ込んどいてくれ。

👦 それはそうと先生、食道も胃も同じ消化管ですよね。それに両者はつながっている器官ですから、食道がんと胃がんはよく似た病態じゃないんですか？

🐼 甘いな！ 浜田君。解剖生理学の勉強が足らんで！

👧 浜田君の言うように、確かにお隣りさん同士の臓器だけど、その組織構造の違いに注目しないといけないのよ。**食道は消化器の中でも珍しく、「漿膜」がない器官**でしょ。

👦 なんでしたっけ、その漿膜というのは。

👧 漿膜は、臓器の外側を包む比較的丈夫な膜性結合組織のことよ。食道にできたがんは胃がんと比べると、食道の壁を通り抜けて周りの臓器に広がりやすいの（浸潤）。

😮 そうなんですね。こんなところにも解剖生理学の知識がいるのですね！

🐼 さて、最初の疾患、食道がんやけど、特徴的には**比較的高齢の男性に多く、飲酒や喫煙がリスクファクター（危険因子）**や。がんの組織型としては**扁平上皮がんと腺がんが多い**んやな。

👧 飲酒に関してだけど、コップ一杯のビールで顔が真っ赤になる人は特に注意ね。がんのできやすい場所として、**胸部中部食道**（胸部を3分割した中の中央部位）というのも重要ね。

🐼 あと、Barrett 食道いうてな、食道への胃液の長期的な逆流によって、食道が本来の扁平上皮やなく**胃上皮化生**を起こすことがあるんやけど、その部分にもがんができやすいといわれとる。ほんで、**そのがんの組織型は腺がんであることが多い**。せやさかい、逆流性食道炎が続いて**バレット食道ができてしもたら、定期的に内視鏡で食道のチェックをしたほうがええ**わな。

👦 なるほど。食道には扁平上皮がんと腺がんがあるのですね。先生、食道にできたがんってどんな症状なのですか？

🐼 うん。まあ、どのがんにもいえることなんやけど、**早期のがんというのは無症状のことが多い**。食道がんもそうや。しいて言えば、嚥下のときにわずかにしみる程度やな。

👧 がんが進行してくると、**狭窄感、嚥下障害、胸部痛、体重減少、嗄声**なんかが出てくるのよ。嚥下障害で嘔吐する場合もあるわ。

🐶 ほな、胃がんについてみていこか。胃がんの組織型の90%は腺がんな。これも**比較的高齢者に多く、早期の場合は無症状**や。

🧑 胃がんにも危険因子ってあるのですか？

👩 それはなんといっても *H. pylori* 感染ね。あとは、喫煙、食塩の過剰摂取、萎縮性胃炎などね。

🧑 ピロリ菌は僕も知ってました。胃がんの大部分でピロリ菌感染が確認されるのですよね。では先生、なぜ萎縮性胃炎が胃がんのリスクになるのですか？

👩 萎縮性胃炎はね、進展すると本来の胃の上皮の腺構造から腸上皮化生を起こして、それが分化型胃がんの発生母地になるのよ。

🐶 ほな、食道と胃の進行度（ステージ）についての話に移ろか。がんの治療はステージによって決まるから、めっちゃ大事や。

　食道も胃も消化管やから、組織構造の基本は内側から、粘膜、筋層、外膜の3層構造や。**食道がんの場合の早期がんは粘膜筋板まで**や。粘膜下層はリンパ節や血管が豊富やさかい、そこまでがんが進行してくると、転移を起こしやすく、進行も急速なんや（図1.1-1）。

👩 あと、食道がんの患者さんは、**食道以外のほかの部位にもがんが合併しやすい**の。頭頸部、胃、大腸、肺などにね。

図 1.1-1 食道がんの進行

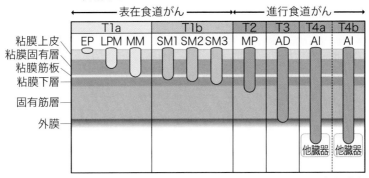

日本食道学会編．臨床・病理 食道癌取扱い規約．第12版．金原出版，2022，p.9-10 を参考に作成．

女優の秋野暢子さんは、確か食道と頭頸部の重複がんでしたよね。なんとか治療の甲斐あって回復してほしいです。

ほんまやな。それから、さっきも言うたように、食道は漿膜に覆われてへんから、進行したがんは容易に周りの臓器に浸潤しよるんや。浸潤先としては、反回神経、気管・気管支、大動脈、肺、横隔膜とかやな。

よくわかりました。胃がんの進行度はどんな感じですか？

胃がんは食道がんとちょっと違う。**早期がんと進行がんの境界は、筋層まで達するか否かや**（図 1.1-2）。

食道がんでは粘膜筋板を越えると早期ではありませんでしたが、胃がんの場合は筋層より手前が早期になるのですね。あと、漿膜があるから他臓器への転移は起こりにくそうですね。

ちなみに、**胃がんの早期と進行の定義は大腸がんも同じ**よ。

治療と看護やで！—早期がんと進行がんの治療の違いに注目

ほな、次は治療の話や。食道がんも胃がんももちろんステージによって異なるのはわかるやろ？ 食道がんはステージ０の場合は、内視鏡的粘膜切除術（EMR）または内視鏡的粘膜下層剥離術（ESD）や。

図 1.1-2 **胃がんの進行**

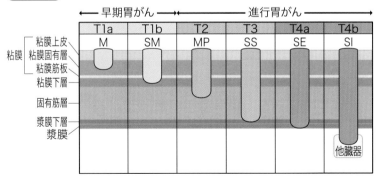

日本胃癌学会編. 臨床・病理 胃癌取扱い規約. 第 15 版. 金原出版, 2017, p.17 を参考に作成.

EMR は、内視鏡的に切除可能な病巣をスネアで絞扼して病変を回収する術のことね（図 1.1-3）。ESD というのは、EMR の治療の弱点を克服した治療法よ。EMR だと、切除できるサイズに限界があったり（胃では通常 2cm まで）、分割切除になることがあったりしたので、正確ながんの進行度の評価ができず、がんが残ったり、本来は追加手術しなければならない病変をそのままにしてしまったりすることで再発を招いていたの。

　一方の ESD は、図 1.1-4 のような流れで内視鏡を胃の中に入れ、

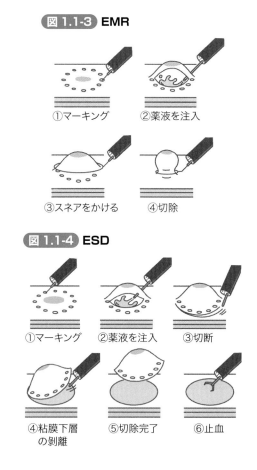

図 1.1-3 EMR

①マーキング　②薬液を注入

③スネアをかける　④切除

図 1.1-4 ESD

①マーキング　②薬液を注入　③切断

④粘膜下層
　の剥離　⑤切除完了　⑥止血

病変周辺に切り取る範囲の目印を付け、マーキングを取り囲むようにナイフで病原部の周囲の粘膜を切るという方法よ。

がんが表面にあるからこそ、できるわけですね。

ステージがⅠ以降になると、外科的治療や化学放射線療法が検討されるんや。

外科的治療ってどんな感じですか？

胸部食道がんの場合やと、病巣部位の上下食道の切除はもちろん、周囲のリンパ節や脂肪組織、迷走神経（食道に張り付いている）などを切除するんや。

その後は切除したもの同士をつなぎ合わせるのですか？

ま、せやな。食道の断端と一部切除して残った胃を使って胃管という管状構造の器官をつくり、それを頸部または胸部まで上げてきて食道の断端とつなぎ合わせるんや。

かなり大がかりですね。患者さんへの負担が大きそう。

その通りね。患者さんの状態なども、外科的治療を行うかどうかの検討材料になるわね。

せやな。あと、術後はどうしても、特に胸部や呼吸器関係の合併症が起こることが多い。無気肺、肺炎、反回神経麻痺による嗄声や呼吸困難なんかがあるかな。

だから、禁煙や術後の口腔ケア、呼吸器の訓練などが重要なのよ。

あとは、化学放射線療法ですね。

せやな。手術を希望しない高齢者や基礎疾患がある場合なんかに検討されるわけや。**食道がんはほかのがんに比べると、化学放射線療法に対する感受性が高い**。特にステージⅠの切除可能例なんかは、外科的治療と同等の治療効果が期待できる場合もある。

もちろん有害事象も高頻度に起こるから、ナースとしては要注意ね。悪心、嘔吐、骨髄抑制、口内炎、下痢、便秘などね。

わかりました。心得ておきます。では先生、胃がんの治療はどんな感じですか？

🐼 早期胃がんの場合は、内視鏡的治療として EMR または ESD、外科的治療として胃の切除とリンパ節郭清やな。

👩 進行胃がんでは、外科的治療として胃の切除（2/3 以上）とリンパ節郭清。必要に応じて他臓器の切除も行われるわ。あと、術後にS-1 などの補助化学療法も勧められるのよ。

　術式については、『ほんまかいな！根拠がわかる解剖学・生理学要点 39』に詳しく載っているので、よかったら参考にしてみて。

🐼 それで残念ながら、より進行した切除不能例については、化学療法となるわけや。

👩 胃の切除後には胃切除後症候群といっていろいろな障害が出ることが多いの。ダンピング症候群や胆石症、貧血、ほかにも本当にいろいろな障害があるからチェックしてね。

🐼 まあ、ざっとやけどこんな感じや。ナースは特に術後やケモ（化学療法）の有害事象など、日々チェックすることが多いから要注意や。

　ほなここで、胃がんの転移についての看護師国家試験の過去問を1 つ紹介しよう。どや、わかるか？

看護師国試の過去問やで！

胃癌についての組合せで正しいのはどれか。（第 103 回 午前 33 問）

1. 腎臓転移 — Wilms〈ウィルムス〉腫瘍
2. 肝臓転移 — Schnitzler〈シュニッツラー〉転移
3. 卵巣転移 — Krukenberg〈クルッケンベルグ〉腫瘍
4. 胃周囲リンパ節転移 — Virchow〈ウィルヒョウ〉転移

👦 これは難しいなあ、わかりません。

👩 答えは「3」よ。これは病理学で習う知識よ。覚えておいてね。

👦 わかりました。今回は食道がんと胃がんの違い、そして治療や看護

について学びました。ありがとうございました！

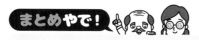
まとめやで！

食道がん（食道にできる上皮性悪性腫瘍）

・比較的高齢の男性に多く、飲酒や喫煙が危険因子となる

・組織型：扁平上皮がん、腺がん

・好発部位：胸部中部食道

・Barrett 食道（胃上皮化生）は食道腺がんの好発部位

・食道がんは食道以外の部位にもがんが合併しやすい

・治療：ステージ0の場合、内視鏡的粘膜切除術（EMR）、内視鏡的粘膜下層剥離術（ESD）。ステージⅠ以降の場合、外科的治療や化学放射線療法

胃がん（胃にできる上皮性悪性腫瘍）

・早期がんと進行がんの境界は、筋層まで達するか否か

・治療：早期胃がんの場合、EMR または ESD、外科的治療（胃の切除とリンパ節郭清）。進行胃がんの場合、外科的治療〔胃の切除（2/3 以上）とリンパ節郭清〕。必要に応じて他臓器の切除。切除不能例については、化学療法

・胃の切除後には胃切除後症候群（ダンピング症候群など）が出ることが多い

2　クローン病と潰瘍性大腸炎

クローン病と潰瘍性大腸炎の図解やで！

クローン病

・原因不明の肉芽腫性炎症性
　疾患
・病変部位：口腔から肛門まで
　の消化管全域
・好発部位：回盲部
・進行：非連続性に病巣を形成
・好発年齢：若年者（10 代後
　半～20 代）
・消化管壁は全層性に障害され
　る
・肛門病変などの症状を呈する

潰瘍性大腸炎

・びまん性炎症性疾患
・大腸粘膜にびらんや潰瘍を形
　成する
・進行：直腸から始まり連続性
　に広がる
・好発年齢：10 代後半～30 代
　前半
・再燃と寛解を繰り返す
・大腸がんのリスク上昇

解剖生理学・病態生理やで！
―クローン病と潰瘍性大腸炎の病変範囲を理解してや

今回のテーマは「クローン病と潰瘍性大腸炎」や。これらは要因と
しては、異なる因子も共通の因子もあるけど、狭義の"炎症性腸疾
患"に分類される、腸粘膜の免疫異常が炎症の発症に寄与する疾患
やな。ほんでもって、**臨床的にも病理学的にも類似の経過をたどる**
ことが多いんや。

確か、元総理の安倍晋三さんが潰瘍性大腸炎を患っておられました

よね。

せやったな。首相を辞められてからはずいぶん病状も落ち着かれたみたいやったけど。ほな、本題や。この2つの疾患は、炎症性腸疾患としての類似点あるいは相違点に注意して勉強するのがええ。

　まず、病変が起こる部位やけど、クローン病は**全消化管、特に回盲部に多い**。一方、潰瘍性大腸炎は**全大腸、特に直腸に多い**わけや。

えっ！ クローン病って全消化管なんですか！ ということは、口腔から肛門まですべての部位を含むわけですね！

そういうこっちゃ。次は好発年齢やけど、クローン病は10代後半〜20代の若年者に多く、男女比は2：1と、やや男性に多い傾向がある。一方、潰瘍性大腸炎の好発年齢は10代後半〜30代前半やな。

潰瘍性大腸炎は、小児や50歳以上の年齢層にもみられることがあるのよ。

どちらも高齢者ではなさそうですね。では先生、症状はどんな感じですか？

クローン病は、**下痢、腹痛、発熱、体重減少**とかやな。一方、潰瘍性大腸炎は**粘血便、下痢、軟便、発熱、腹痛**などがあるけど、やっかいなことに、ぎょうさん合併症があるんや。

潰瘍性大腸炎の初発症状が粘血便というのは重要ね。クローン病の場合は下痢や腹痛が初発症状よ。あと、潰瘍性大腸炎はストレスによって病状が悪化する傾向があることも重要よ。

安倍さんの在職時をみれば、それも納得です。

次は、両者の病理所見（内視鏡で採取した組織を顕微鏡で見た所見）や。**クローン病の場合の炎症は全層性の炎症、つまり粘膜、筋層、漿膜すべてに炎症が起こり得る**（図1.2-1左）。一方、潰瘍性大腸炎は**粘膜〜粘膜下層に限局した炎症**というのが特徴や（図1.2-1右）。

これは、類似したこれらの疾患の鑑別にとても重要よ。さらに、生検での病理組織学的所見として、クローン病では非乾酪性類上皮細胞肉芽腫が、潰瘍性大腸炎では陰窩膿瘍がみられるのも大事よ。

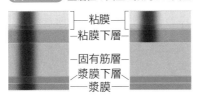

図 1.2-1 全層性の炎症と限局した炎症

粘膜
粘膜下層
固有筋層
漿膜下層
漿膜

すみません、先生、そのめちゃくちゃ難しい用語は僕にはわかりません。

非乾酪性類上皮細胞肉芽腫っちゅうのは、結核病巣で乾酪壊死というのがあったやろ？ それに近いもんで、腫大して上皮様細胞となった組織球の集合でな、これが腸壁の全層にみられる。陰窩膿瘍っていうのは、腸陰窩というのがあったやろ？ 絨毛と絨毛の間の部位やな。ここに炎症細胞の浸潤がみられるもんを陰窩膿瘍っていうんや。

なんとなくですが、わかりました。

よし、ほな両者の病変の特徴をみていこか。まずはクローン病や。これは非連続性・区域性に病変が起こるわけやけど、重要所見として「縦走潰瘍」「敷石像」「狭窄」を内視鏡的に、あるいは腸消化管造影で確認するんや。

クローン病は「裂溝」といって、腸管の内側から切れ込み状の潰瘍を形成するのだけど、全層性に潰瘍が形成されると、**周りの臓器とつながることがあるの**。例えば、**腸管と腸管、腸管と膀胱、腸管と皮膚などに穿通して瘻孔を形成することがある**のよ。

それから肛門病変も重要やな。

といいますと？

うん。肛門の周囲に膿が貯留する「肛門周囲膿瘍」、直腸や肛門に発生した潰瘍や裂溝から腸内細菌が侵入して形成される「痔瘻」なんかがある。

　まあ、ざっとこんなもんや。ほな、潰瘍性大腸炎の病変の特徴をみていこか。坂本さん、いけるか？

はい、先生。まず、潰瘍性大腸炎の病変は**大腸に限局**します。直腸から連続性・びまん性に広がり、内視鏡検査にて、**血管透見像の消失、粘血膿性の分泌物、多発性のびらん、潰瘍、偽ポリポーシス、ハウストラの消失**、それから病理学的にはさっき出てきた**陰窩膿瘍**などが特徴となりますね。

おおきに。

めちゃくちゃ医学用語の連発……。ハウスなんとかというのは？

正常の場合、大腸粘膜に特有の結腸隆起ってのがあるやろ？ それが消失してしもて、消化管造影でみると鉛管状に見える構造のこっちゃ。

あと、潰瘍性大腸炎では発病して**長期経過すると発がん、つまり大腸がんのリスクが高くなる**の。潰瘍性大腸炎によって生じたがんを"colitic cancer"というのよ。

ほな、ここで看護師国家試験ではどんな問題が出とったかみてみよか。

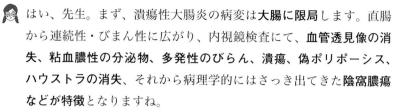

看護師国試の過去問やで！

潰瘍性大腸炎と比べた Crohn〈クローン〉病の特徴について正しいのはどれか。2つ選べ。（第103回 午後86問）
1. 悪性化の頻度は低い。
2. 瘻孔を併発しやすい。
3. 初発症状は粘血便である。
4. 炎症は大腸に限局している。
5. 好発年齢は50歳以上である。

ん〜〜、「1」と「2」でしょうか。「3」「4」「5」は潰瘍性大腸炎の特徴っぽいですね。

うん、正解や。

🐼 ほな、次は治療の話な。まずクローン病やけど、これは残念ながら根治療法があらへんから、病状をコントロールして寛解状態を維持して患者の QOL を高めることが重要や。

🧑 なるほど。

🐼 で、その方法やけど、栄養療法、薬物療法、外科治療があって、重症度によって単独もしくは組み合わせて、寛解の「導入」そして「維持」を行うわけや。

❶ 栄養管理

🧑 栄養管理ってどのように行うのですか？

🐼 うん。**軽症〜中等症の場合は経腸栄養**（経口的または経管を通じて成分栄養剤や消化態栄養剤を投与）、**重篤な場合は中心静脈栄養**が行われる。これらは**腸管の安静や食事性のアレルゲン（アレルギーの原因物質）の除去**を目的とするんや。

👩 経腸栄養の場合だと、一定量以上を継続する必要があり、成分栄養剤だけの食事はつらいから、患者の理解や受容が重要となるのよ。病状に応じて低脂肪や低残渣食の食事を許可してもいいのよ。

🧑 看護師として重要な情報ですね。

❷ 薬物療法

🐼 ほな、次は薬物療法や。これも重症度によって使われる薬が変わるわけやけど、どの重症度にも用いられる寛解導入療法としてはステロイド（プレドニゾロン）やな。

👩 ただ、ステロイドは長期投与すると副作用のリスクがあり、寛解維持効果がないので、寛解導入後にはステロイドは減量・中止されるの。

🐼 **軽症〜中等症の基本薬剤はアミノサリチル酸製剤**やな。この薬によって**抗炎症効果**が期待できる。これは寛解導入・維持の両方に用い

られる。それから、**免疫調節薬（アザチオプリン、メルカプトプリ
ン）は寛解維持療法として用いられる**。

　そのほか、炎症反応を抑える抗 TNF-α抗体製剤、炎症性サイトカ
インを阻害する抗 IL-12/23p40 抗体製剤なんかも使われるんや。

使い方が難しそうですね。先生、外科治療というのは？

うん。クローン病は、潰瘍性大腸炎と違うて全消化管に病変が発生
し得るから、根治は難しい。せやさかい、腸管に生じた狭窄や穿孔・
出血・瘻孔などに対して外科治療が行われるんや。

なるほど。そしたら先生、潰瘍性大腸炎の治療はどうなりますか？

うん。原則、内科的治療やな。内科的治療には、**薬物療法と血球成
分除去療法**がある。薬物療法は重症度に応じて選択される薬剤が変
わってくる。実はクローン病で使われる**アミノサリチル酸製剤も、
軽〜中等症の潰瘍性大腸炎の寛解導入と維持に使われる**んや。もち
ろん、ステロイドも寛解導入として使われる。寛解維持では減量・
中止されることが多いのも一緒や。それと、**免疫調節薬や免疫抑制
剤、抗体製剤も、特に難治例なんかで使われる**。

近年、すごく薬物療法が進歩してね。内視鏡的に炎症が確認できな
いほどの治療効果があるくらいまでになってきているの。

薬で難病が治るってすごいですね！

❸ 外科治療

最後に外科治療も行われることを紹介しとこ。潰瘍性大腸炎の中で
も、重症・難治例やがん化例、合併症（中毒性巨大結腸症、大量出
血、大腸穿孔など）を有する場合に適応となるんや。潰瘍性大腸炎
はクローン病と違うて大腸に病変が限局しとるさかい、手術によっ
て治療効果が見込める。ここが大きいな。

現在行われている外科的治療は、まず大腸を全摘して、回腸を折り
返して便を溜める回腸嚢を形成し、それを肛門につなぎ合わせる（吻
合）術式があるのよ。

よし。今日はここまでにしとこか。

なるほど。今回もとても勉強になりました。ありがとうございました！

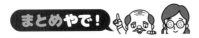 まとめやで！

・クローン病と潰瘍性大腸炎は共に"炎症性腸疾患"に分類される、腸粘膜の免疫異常が炎症の発症に寄与する疾患

クローン病

・病変部位：全消化管、特に回盲部に多い。全層性の炎症

・症状：下痢、腹痛、発熱、体重減少など

・所見：非乾酪性類上皮細胞肉芽腫、縦走潰瘍、敷石像、狭窄、肛門病変

潰瘍性大腸炎

・病変部位：全大腸、特に直腸に多い。粘膜～粘膜下層に限局した炎症

・症状：粘血便、下痢、軟便、発熱、腹痛など

・所見：血管透見像の消失、粘血膿性の分泌物、多発性のびらん、潰瘍、偽ポリポーシス、ハウストラの消失、陰窩膿瘍

・長期経過すると発がん（大腸がん）のリスクが高くなる

3　大腸がんと人工肛門

大腸がんと人工肛門の図解やで！

大腸がん

- 大腸粘膜から生じる上皮性悪性腫瘍
- 好発部位：直腸・S状結腸
- 病型：腺がん
- 好発年齢：50〜70代
- 危険因子：食事（高脂質、高タンパク、低食物繊維）、肥満、運動不足、飲酒、遺伝、潰瘍性大腸炎
- 早期がんと進行がんの定義は胃がんと同様

人工肛門

- 肛門側に近い大腸がんの場合は人工肛門（ストーマ）造設が必要になる
- 造設部位：回腸ストーマ、結腸ストーマ
- 開口部数：単孔式、双孔式

解剖生理学・病態生理やで！
―大腸の中でもがんができやすい場所ってあるんかいな

🐼 ほな、今回のテーマを始めよか。テーマは「大腸がんと人工肛門」や。

🧑 食道がん・胃がんに続いて、消化管にできる主要ながんですね。

🐼 まず簡単に特徴を説明しとこか。胃がんや食道がんと同様、**大腸の粘膜から発生する上皮性悪性腫瘍**やな。腫瘍の組織型は腺がん、好発年齢は50〜70代や。国立がん研究センターによると、2020年の

大腸がんによる死亡順位は女性で1位、男性で3位や。

先生、やはり大腸がんも早期がんは症状が出にくいのでしょうか？

その通りや。せやから、早期がんは検診なんかで指摘されるケースが多いわけや。

すると、**進行していくと症状が出てくる**わけですね。

そういうこっちゃ。せやけど、大腸のどこにがんができるかによっても症状が変わってくる。

大腸がんは大腸のどこにでも発生するのですか？

せやな。ただ、発生しやすい場所というのがある。

大腸がんは、**直腸とＳ状結腸にできやすい**のよ。ここにがんができると、**血便や便柱の狭小化、便秘**などの症状が出てくるの。

なるほど、がんができると腸管の内腔が狭くなるから、そこを便が無理やり通ると、細くなるわけですね。では、血便というのはどんな感じですか？

血便は、便の表面に血がべっとりと付いとる感じやな。

そんなの見たらびっくりですね。では先生、危険因子とかはあるのですか？

まずいわれとるのが、環境要因である食生活の欧米化やな。つまり高脂質、高タンパク、低食物繊維の食事。それから、肥満や飲酒、運動不足も危険因子といわれとる。まあ生活習慣病予防をしとると、リスクは軽減するってこっちゃ。

そのほかにも、遺伝的要因や、前回のテーマで出た**潰瘍性大腸炎などの炎症性腸疾患**もリスク要因となるのよ。

先生、大腸がんは早期がんと進行がんがあると聞きましたが、確かその定義は、胃がんと同じって習いました。

せやな、よう覚えとった。腸管の壁の組織に筋層がある。**筋層より表面にとどまるのを早期がん、筋層より深層に浸潤したものを進行がん**というわけや（図 1.3-1）。

大腸って、解剖学的に漿膜がある部分とない部分がありますね。で

図 1.3-1 大腸がんの進行

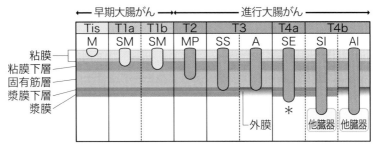

＊がんが漿膜表面に接しているか、またはこれを破って腹腔に露出しているもの
大腸癌研究会編. 大腸癌取扱い規約. 第9版. 金原出版, 2018, p.10-11 を参考に作成.

も、壁深達度とステージは変わりませんね。

せやな。ステージはこの壁深達度（T）、そしてリンパ節転移の有無（N）、遠隔転移（M）の TNM 因子によって決定されるわけやな。

先生、大腸がんの転移ってどうやって起こるのですか？

いい質問ね。転移様式は、次の3つよ。つまり、血行性、リンパ行性、播種性ね。さあ、ここで浜田君に問題。大腸がんは血行性転移によって、どの臓器に転移しやすいと思う？

ん〜〜、大腸から吸収される血液って確か門脈を経由して肝臓に行くから、答えは肝臓じゃないですか？

正解。でも、それだけじゃ不十分よ。実は、大腸がんの中でも**直腸の下部にできたがんは門脈を経由しない**の。直腸下部から出る血液は内腸骨静脈を通って、直接下大静脈に流れるのよ。

すると、下大静脈を流れる血液はやがて右心房に流れ、右心室、肺動脈、肺……。そっか！ 直腸下部にできた大腸がんは肺に転移しやすいんだ！

うんうん、ええ感じやな。まとめると、直腸上部にできた**大腸がんは肝臓に、直腸下部にできたがんは肺に血行性転移を起こしやすい**んやな。

　ところで、さっき大腸がんは直腸とS状結腸にできやすいと言う

たけど、もちろんそれ以外にもできる。下行結腸、横行結腸、上行結腸、そして盲腸やな。ただ、右側の結腸内の内容物はまだ固形化しとらん液状性やから、がんがあっても通過障害などは起きずに症状が出にくいわけやな。

なるほど。定期的な検診が大切ですね。

そうね、40歳を超えたら数年に一度は大腸内視鏡検査を受けたほうがいいと思うわ。

治療と看護やで！―なんでストーマを造設せなあかんのやろ？

よし、ほな今度は治療の話や。まあなんといっても治療の大原則、それは病巣を除去することやな。遠隔転移なしで内視鏡的に切除可能例には、**ポリペクトミー**、**EMR**、**ESD** なんかが行われる。

ポリペクトミーってなんですか？

これはね、スネアとよばれる金属製のループでポリープ状の病巣を絞扼して高周波電流で切除する方法よ（図 1.3-2）。ただ、内視鏡で切除された標本を顕微鏡で見て、がんの種類であったり切除断端にがんが残っていたりした場合、外科的手術が行われるのよ。

遠隔転移がなく、内視鏡的治療の適応やない場合は外科的治療が行われる。つまり、病巣のある腸管の切除と病巣周囲リンパ節郭清（切除）やな。

先生、その場合、腹腔鏡手術ですか？

今はほとんどがそうやな。それと最近では、ロボット手術も行われ始めとる。

図 1.3-2 ポリペクトミー

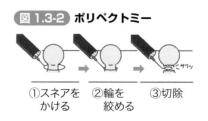

①スネアを　②輪を　③切除
　かける　　絞める

腹腔鏡下だと、開腹と比べて低侵襲だから術後の疼痛軽減や腸管運動の早期回復が期待できて、離床や経口摂取を早められるという利点があるのよ。

患者さんにとって、とても重要なことですね。

ちなみに、さっき転移の話をしたけど、外科的治療は原発巣である大腸、そして転移巣である、例えば肝臓の同時切除が行われることもある。それから切除不能例については、化学療法が行われるんや。

そういうことですね。先生、結腸の手術はなんとなくイメージできますが、直腸にできたがんはどうするのですか？

ええ質問や。基本は、直腸がんも結腸がんと同じ、原発巣の切除とリンパ節郭清やな。ただ、**直腸は肛門に近いことがちょっと問題や**。

ストーマ、人工肛門ですね。

せやな。直腸のとくに Rb と呼ばれる部分、そして肛門管部位やと、直腸と肛門を一塊にして切除する直腸切断術（マイルズ手術）が適応になるわけやな（図 1.3-3）。

そうなると、人工肛門が必要になるわけですね。

浜田君、ストーマについてはちゃんと勉強しとるか？

一応、学生時代に。直腸がんのほかにも、腸閉塞や脊髄損傷、潰瘍性大腸炎、クローン病などによって、肛門から排泄できない、もしくは排泄しないほうがよいと判断される場合に造設されるのが人工肛門です。確か、ストーマには尿路もあったように記憶しています。

図 1.3-3 **直腸切断術（マイルズ手術）**

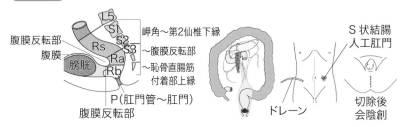

そうね。よく勉強してるわね。そして、ストーマの中でも造設される期間（一時的なのか永久なのか）や部位（回腸なのか結腸なのか）、開口部の数などによって、さまざまな種類があるのよ。術直後からストーマ装具を装着して、**手術創の感染・汚染を防ぐこと、ストーマの保護、排泄の管理を行うことはナースにとってとても重要**ね。

造設術後は回腸ストーマの場合で1〜2日、結腸ストーマの場合で3〜5日程度で排泄が始まるってことも頭に入れといてな。

　ほなここで、看護師国家試験の過去問を1つ紹介しよか。どや、わかるか？

看護師国試の過去問やで！

人工肛門を造設した患者へのストーマケアの指導内容で適切なのはどれか。2つ選べ。（第108回 午後89問）

1. 装具の交換は便が漏れない限り不要である。
2. 装具をはがした時は皮膚保護材の溶解の程度を観察する。
3. 洗浄後のストーマはドライヤーで乾かす。
4. 装具の穴はストーマと同じ大きさにする。
5. 装具を貼る時は腹壁のしわを伸ばす。

はい。これはわかります。「2」と「5」です。

正解よ。装具をはがしたときには、皮膚保護材の溶解（膨潤）した位置と程度をよく観察し、交換時期の目安や新しい皮膚保護材の貼り方の目安とすることが大切ね。装具を貼るときに、腹壁にしわがあると、それが内容物の漏れの原因になることがあるの。だから、装具を貼るときは腹壁をしっかり伸ばして、しわができないように貼ることが大切よ。

😀 ほな、今日はここまでにしとこか。

😀 解剖生理学の知識も臨床では大切ですね！　ありがとうございました。

まとめやで！ 😀😀

大腸がん：大腸の粘膜から発生する上皮性悪性腫瘍

・病型：腺がん

・死亡順位：女性で 1 位、男性で 3 位

・早期がんでは症状が出にくい

・好発部位：直腸と S 状結腸。血便や便柱の狭小化、便秘などの症状
　が出てくる

・筋層より表面にとどまるのは早期がん、筋層より深層に浸潤したも
　のは進行がんと定義される

・転移様式：血行性、リンパ行性、播種性

・治療：

①遠隔転移なしで内視鏡的に切除可能例：ポリペクトミー、EMR、
　ESD

②遠隔転移がなく、内視鏡的治療の適応なしの場合：外科的治療〔病
　巣のある腸管の切除と病巣周囲リンパ節郭清（切除）〕

③切除不能例：化学療法

病巣部位が直腸の場合、肛門に近いことから、ストーマ（人工肛門）
を造設する必要がある

CHAPTER
1

消
化
器

3　大腸がんと人工肛門

4　腸閉塞とイレウス

腸閉塞とイレウスの図解やで！

腸閉塞／
イレウス

腸閉塞
- 単純性腸閉塞：癒着や腫瘍などによる腸管内腔の物理的閉塞
- 複雑性（絞扼性）腸閉塞：腸閉塞かつ腸管への血流障害を伴う

イレウス
- 麻痺性イレウス：神経障害や血流障害により腸管の運動が停止
- けいれん性イレウス：腸管のけいれん

解剖生理学・病態生理やで！
―腸閉塞とイレウス、定義がややこしい

さあ、今回のテーマは「腸閉塞とイレウス」や。

よろしくお願いします。早速ですが、前々からよくわからないのが、腸閉塞とイレウスって同じ意味ですよね？

ん〜、やっぱりな、そこって混乱するよな。完全に同じ意味と違うで。

ここはしっかり定義を押さえようね。まず、イレウスと腸閉塞はどちらも**「腸管内容物の肛門側への通過が障害された状態」**のこと。

なるほど。

次に、その原因が重要なのよ。腸管内腔が物理的に閉塞されて起こるほうが「腸閉塞」で、従来は「機械的イレウス」と呼んでいたの。そしてもう一つは、腸管の機能が血流や神経の障害、あるいはけいれんなどによって停止するほうを「イレウス」、従来は「機能的イレウス」と呼んでいたのよ。

そういうことだったんですね。しっかり区別しておきます。

補足するとな、腸閉塞の中でも、腸管への血流障害が起こるもんと起こらんもんがある。前者を複雑性（絞扼性）腸閉塞、後者を単純性腸閉塞というわけや。

今回のテーマは、後者というわけですね。

せやな。単純性腸閉塞は腸閉塞／イレウスの中でも最も頻度が高いもんなんや。

先ほどの「物理的に閉塞」というのはどういうことですか？

開腹手術後の癒着、これは小腸で起こりやすい。それ以外には腫瘍やけど、その多くは大腸がんが原因となる。ちなみに、複雑性腸閉塞の場合の「物理的」っちゅうのは、**術後の癒着、腸重積症、腸軸捻転症、嵌頓ヘルニア**なんかがある。

先生、腸閉塞って、腸の内容物の通過が障害されるわけでしょ？すると、壮絶な症状が出る気がするのですが……。

そういうこっちゃ。**腹痛や腹部膨満が起こったり、排ガス・排便が止まったりする**。ちなみに腹痛は間欠的や。**腹部の腸雑音は亢進し、金属音が聞ける**ことも特徴やな。

なるほど。するとどうなるのですか？

病態としては、嘔吐によって脱水や電解質の異常が起こるわな。その結果、当然循環血液量が減少する。すると、ショックに至ることもあるわけや。血液検査では、**脱水による血液の濃縮、それから嘔吐による代謝性アルカローシス**が重要やな。

嘔吐というのは胃酸を出すわけだから、体がアルカリ性に傾く。だから代謝性アルカローシスが出現するわけですね。

そうね。あとは、腸の動きが悪くなることで腸内細菌が増殖し、腸内細菌の血管内への移動が起こり、**敗血症や多臓器障害が起こることもある**の。

ところで先生、単純性と複雑性はどのように見分けるのですか？

鎮痛剤の効かんような強い腹痛や血液検査での強い炎症所見、立位X線像、腹部造影 CT なんかで迅速に診断していくわけや。複雑性の場合は、緊急手術が必要になる。

> **治療と看護やで！**
> **―単純性腸閉塞と複雑性腸閉塞ではえらい違いやな**

ほな、単純性腸閉塞の治療の話をしよか。基本的には、絶飲食のうえ、**保存的治療（経過観察）で軽快することが多い**んや。

保存的とは、どんな処置をするのですか？

さっき言うたように、脱水や電解質異常があるから輸液やな。それから、イレウス管っちゅうて細長いチューブを経鼻的または経肛門的に挿入する。それで、腸管内に貯留した内容物を排液して**減圧を図る**ことができるわけや。

それによって、嘔吐などの自覚症状が改善するだけでなく、合併症、つまり腸管浮腫の改善や穿孔の予防も期待できるのよ。

あとは、腸内細菌の増殖による敗血症を予防するための抗菌薬投与やな。

先生、もしも腸閉塞の原因が大腸がんだった場合はどうなるのですか？

それは大腸がん腸閉塞いうて、実は単純性腸閉塞を起こす原因としては比較的多いんや。まずはしっかり腸管内の減圧を図って、全身状態の改善を待ってから、原因となる大腸がんを精査したうえで手術するのが好ましいな。手術不能の場合は、人工肛門造設や。

単純性腸閉塞と複雑性腸閉塞の特徴をまとめるわね（**表 1.4-1**）。

単純性と複雑性は、同じ腸閉塞でも重症度が違うからしっかり鑑別

表 1.4-1 単純性腸閉塞と複雑性腸閉塞の特徴

	単純性腸閉塞	複雑性（絞扼性）腸閉塞
原因	・腹腔内癒着（術後、子宮内膜症後、放射線照射後、腹腔内炎症後） ・腫瘍（大腸がん、小腸腫瘍、腹部腫瘍） ・炎症（クローン病、がん性腹膜炎、腸結核） ・異物（硬便、胆石、胃石）	・腹腔内癒着（術後、子宮内膜症、放射線照射後、腹腔内炎症後） ・内・外ヘルニア嵌頓 ・腸重積 ・腸軸捻転
病態	・腸管壁の血流障害がない ・腹痛は間欠的な疝痛発作 ・緩徐に発症、徐々に悪化 ・腹部膨満、悪心・嘔吐、排便や排ガス停止	・腸管壁の血流障害がある ・腹痛は虚血に伴う激しい持続痛 ・急激に発症・悪化 ・腹部膨満、悪心・嘔吐、排便や排ガス停止
X線所見	立位または側臥位で撮影した画像にみられるニボー像 仰臥位におけるガス像（複雑性では無ガスのこともある）	
治療	保存的管理 ⇒絶飲食、輸液による水分・電解質の補正および栄養状態の改善、抗菌薬が投与されることもあり。イレウス管・胃管による減圧	緊急開腹手術

して、しかるべき処置を行わなあかん。特に複雑性腸閉塞では、腸管の壊死が起こり得るから緊急に対応せないかんことも覚えといてな。ほなここで、看護師国家試験の過去問を1つ紹介しよか。どや、わかるか？

  看護師国試の過去問やで！

腸閉塞と原因の組合せで正しいのはどれか。（第 101 回 午前 33 問改変）

1. 絞扼性腸閉塞 ― 粘液水腫

2. 単純性腸閉塞 ― 腸捻転症

3. 麻痺性腸閉塞（イレウス）― 脊髄損傷

4. けいれん性腸閉塞 ― モルヒネの内服

う〜ん、これも難しいですね。

答えは「3」よ。麻痺性腸閉塞（イレウス）は、腸管の神経や筋の障害によって腸管の正常な運動が停止して生じる腸閉塞で、脊髄損傷や術後腸管麻痺、薬剤などが原因となるの。

わかりました。今回も勉強になりました。ありがとうございました。

まとめやで！

イレウスと腸閉塞はどちらも、腸管内容物の肛門側への通過が障害された状態

腸閉塞（従来は「機械的イレウス」）

腸管内腔が物理的に閉塞されて起こる

・腸閉塞の分類：腸管への血流障害が起こるもの〔複雑性（絞扼性）腸閉塞〕と起こらないもの（単純性腸閉塞）

・単純性腸閉塞の原因：開腹手術後の癒着（小腸で起こりやすい）、腫瘍（多くは大腸がん）

・複雑性（絞扼性）腸閉塞の原因：術後の癒着、腸重積症、腸軸捻転症、嵌頓ヘルニア

・単純性腸閉塞の治療：保存的治療（経過観察：輸液、イレウス管を経鼻的または経肛門的に挿入し、内容物を排液）、抗菌薬投与（腸内細菌の増殖による敗血症を予防）

イレウス（従来は「機能的イレウス」）

腸管の機能が血流や神経の障害あるいはけいれんなどによって停止する

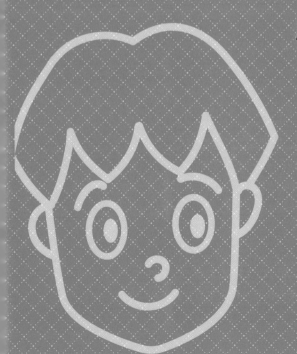

第２章

肝胆膵

1　急性肝炎、肝硬変、肝細胞がん

急性肝炎、肝硬変、肝細胞がんの図解やで！

慢性状態の持続

急性肝炎　→　慢性肝炎　→　肝硬変　→　肝細胞がん

急性肝炎	慢性肝炎	肝硬変	肝細胞がん
・多くが保存的療法で軽快 ・原因の多くがA~E型肝炎ウイルス	・肝臓の炎症が6カ月以上持続する状態 ・原因の多くがC型肝炎ウイルス	・肝細胞の減少 ・肝線維化 ・肝機能の低下 ・慢性進行性肝疾患の終末像	・肝細胞に由来する上皮性悪性腫瘍 ・多くが慢性肝炎、肝硬変、NASHなどの慢性肝疾患を背景に発生

解剖生理学・病態生理やで！
—内臓の中でも存在感抜群の肝臓。でも疾患もさまざまあるんやで

今回のテーマは「急性肝炎、肝硬変、肝細胞がん」や。

先生、この3つの疾患には何か関連があるのですか？

もちろんや。関連があるからこのテーマにしとるんや。まず、肝炎やけど、肝炎には今回のテーマでもある急性肝炎、それから慢性肝炎、劇症肝炎なんかがある。

それは僕も習いました。

でな、**急性肝炎の炎症が6カ月以上持続すると、慢性肝炎に移行する**わけや。さらに、**慢性肝炎の状態が持続すると肝硬変へ移行**しよる。

それはどうしてですか？

炎症というのは、組織の破壊と修復を繰り返して行われるのだけど、これがあまりにも長期間に及ぶと、障害された組織の再生が追いつかない領域が生じて、そこで線維芽細胞がさかんにコラーゲンを産生するようになり、それによって**線維化が起こる**の。だから**肝硬変となった肝臓は正常の肝臓とは比べものにならないくらい硬く**、表面もボコボコしているのよ。

そういうことだったのですね。

で、肝硬変の病態が持続すると、そこから、がん、つまり**肝細胞がんの発症のリスクが高くなる**んや。

そういうことですか〜。だからこれらの疾患には関連性があるということですね。

そういうこっちゃ。ほな、まず急性肝炎の病態をみていこか。急性肝炎は読んで字のごとく、**肝細胞に急性炎症をきたす**ものやな。原因の多くがA〜E型肝炎ウイルスによるもんやけど、それ以外にも**ウイルス、自己免疫、薬物、アルコール性**の肝障害もある。

それ以外のウイルスというのは？

単純ヘルペスウイルスやサイトメガロウイルス、それからEBウイルスは覚えておいたほうがいいわね。

急性肝炎の症状ってすごく多彩に出る気がするのですが。

せやな。インフルエンザのようなウイルス感染症状の、**全身倦怠感、食欲不振、嘔吐、悪心、腹痛、発熱、筋肉痛**なんかがあるな。それから、**黄疸や褐色尿は重要**や。基本的には最初にインフルエンザのような症状が出て、遅れて黄疸や褐色尿が出る。

黄疸が出ている場合は、皮膚瘙痒感が出るのも重要ね。ちなみに、肝臓の炎症によって肝臓でつくられる**ビリルビン（直接ビリルビン）の血中濃度が高まるから「黄疸」が出る**のはわかるわね？

褐色尿が出るのも、腎臓でビリルビンが濾過されて尿に含まれるからですね。

😀 肝炎ウイルスの型によっても症状の出方がちゃう。A型とB型では やや強く出るけど、C型は軽症例が多い。それから医療従事者やった ら A〜C、E型肝炎ウイルスの感染経路をしっかり押さえとくこと も重要やな（表2.1-1）。

👩 ウイルス性肝炎の患者のスタンダードプリコーションは重要ね。血 液や糞便の取り扱いは、医療従事者はもちろん、患者の家族も気を つけないといけないわね。医療従事者はB型肝炎ワクチンの接種、 手洗い、使い捨て手袋の患者ごとの交換などを心がけないとね。

😀 特にB型肝炎ウイルスは強い。室温で乾燥した血中で、少なくとも 1週間は失活せえへんさかいな。

😟 現場で働くナースは本当に注意が必要です。

治療と看護やで！―肝機能の低下をまねいたら大変や！

😀 ほな、治療の話に移ろか。急性肝炎は基本的には自然治癒する傾向 が強いさかい、保存的治療になる。安静臥床は重要や。これは**肝臓 への血流量を増加させるためのもの**やからな。

😲 患者さんに対して、単に「安静にしておいてください」ではだめで すね。ちゃんとこういう意味があることを説明することが大切です ね。

😀 それから食事療法や。食欲不振があるから、不振時と不振が改善し

| 表2.1-1 | 肝炎ウイルスの感染経路 |

型	問診の内容
A	海外渡航歴、生水・生貝の摂取歴
B	不特定多数との性交渉歴、輸血歴、針刺し事故の有無、刺青や薬物乱用の有無
C	輸血歴、針刺し事故の有無、刺青や薬物乱用の有無
E	猪、鹿、豚肉などの摂取歴、海外渡航歴

てきたときと分けていかなあかん。こういうのは管理栄養士さんと
チームで取り組むのがええわな。

自然軽快しない場合のことも念頭におく必要があるわね。

といいますと？

重症化や劇症化のことね。その際に重要なのが**肝機能を表すプロト
ロンビン時間（PT）**、そして**意識障害を表す肝性脳症（昏睡度）の
程度**よ。具体的には**PT が 40％以下で昏睡度 I の場合が重症型**、羽
ばたき振戦が出現する昏睡度Ⅱだと劇症肝炎のサインね。

あと薬物治療も行われる。B 型肝炎の重症例ではラミブジン、C 型
肝炎を起こし発症から 6 カ月経過し慢性化が認められた場合は、直
接作用型抗ウイルス薬（DAAs）の投与を行うんや。

C 型の急性肝炎時には、その薬物投与は行わないのですか？

保険適用がないから、慢性化と判断されてからの投与になるわ。

ほな、次は肝硬変や。肝硬変っちゅうのは**慢性進行性肝疾患の終末
像**やさかい、一般的にいうと不可逆、つまり元の姿には戻らん。

肝硬変が進行してくると、**腹部膨満感（腹水）、浮腫、黄疸、くも状
血管腫、手掌紅斑、腹壁静脈怒張、女性化乳房、消化管出血、意識
障害、異常行動、羽ばたき振戦、肝性口臭**など、とにかくさまざま
な症状が出現するのよね。

女性化乳房が起こる理由は確か、**肝機能が低下することによる女性
ホルモン不活化の機能が低下する**からですよね。

せやな。肝硬変の基本的治療やけど、代償期のときは、原因がある
場合、つまりウイルス性であればさっき説明した薬剤。アルコール
性であれば断酒。自己免疫性であれば免疫抑制療法。それから食事
療法も重要や。高エネルギー・減塩食、分岐鎖アミノ酸製剤やな。
あとは、肝庇護療法という抗炎症療法も行われる。グリチルリチン
製剤やウルソデオキシコール酸なんかが使われる。

非代償期は、合併症の治療が主体となるのよ。腹水に対しては、利
尿薬の投与や食塩の制限、安静、腹腔穿刺などが行われ、肝性脳症

に対しては、低タンパク食、ラクツロースなどの合成二糖類、分岐鎖アミノ酸製剤が服用されるのよ。

ラクツロースは難消化性で腸管内での**アンモニア生成を抑制**する効果があると、学生時代習いました。

ほんで忘れたらあかんのが、肝硬変やと食道と胃に静脈瘤が起きることが多い。なんでやいうたら、肝硬変になった肝臓への血流が門脈圧亢進によって低下するから別ルートにいく迂回路ができる（図2.1-1）。その一つが静脈瘤や。さっき出てきた腹壁静脈瘤、別名**メデューサの頭**やな。特に消化管出血をきたす**食道・胃静脈瘤については、内視鏡的治療**やな。あとは、肝移植も考慮せないかんわな。

肝硬変患者に起こりやすい特発性細菌性腹膜炎についても重要ね。これは予後にも影響する重要な合併症よ。

ほな、最後に肝細胞がんについて触れとこか。ウイルス性肝硬変は

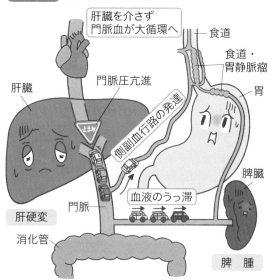

図 2.1-1 門脈圧亢進

遠藤文司. "肝臓の病気：肝硬変・門脈圧亢進症". かんテキ消化器.
畑啓昭ほか編. 大阪, メディカ出版, 2022, p.321 より一部改変.

肝細胞がんのリスクがめちゃくちゃ高いさかい、血液検査で腫瘍マーカーを測定したり、超音波検査なんかで早期発見に努めなあかん。

原発性肝細胞がんの原因の 60％が C 型肝炎、15％が B 型肝炎なので、ウイルス性肝疾患からのがん化が全体の 75％を占めるのよ。そのほか、アルコール性肝炎や非アルコール性脂肪肝炎（NASH）などがあるの。

それから、肝硬変からの肝細胞がんは同じ肝臓内の別部位で発生することもあってね、これを**多中心性発がん**というのよ。

確かに、そうなり得るのは理解できます。

せやさかい、肝細胞がんの治療には、腫瘍数や腫瘍の大きさ、そして Child-Pugh 分類などを参考にして方針が決められるんや。

その Child-Pugh 分類というのは何ですか？

肝硬変の重症度を評価する分類で、こんな感じや（表 2.1-2）。この分類をもとに、**肝切除や焼灼療法、肝動脈カテーテル療法、分子標的薬**なんかが用いられる。

焼灼療法というのは？

表 2.1-2 Child-Pugh 分類

項目 ＼ ポイント	1 点	2 点	3 点
脳症	ない	軽度	ときどき昏睡
腹水	ない	少量	中等量以上
血清ビリルビン値（mg/dL）	2.0 未満	2.0〜3.0	3.0 超
血清アルブミン値（g/dL）	3.5 超	2.8〜3.5	2.8 未満
プロトロンビン活性値（%）	70 超	40〜70	40 未満

A：5〜6 点（軽度）、B：7〜9 点（中程度）、C：10〜15 点（重度）。
各項目のポイントを加算し、合計点で分類する。

焼灼療法っちゅうのは、画像（超音波・CT）ガイド下で皮膚を通して電極針を腫瘍の中心に挿入し、ラジオ波という電流を通電させて針の周囲に熱を発生させ、腫瘍を壊死させる方法や。

すごいですね。それだと患者さんへの負担が少なそう。あと、肝動脈カテーテル療法というのは……。

いくつかの方法があってな、主体となるんは肝動脈化学塞栓療法（TACE）いうてな、腫瘍を栄養する血管に抗がん薬を入れるとともに、血流を詰まらせるもんや。

すると、腫瘍へ直接的に抗がん薬を届けられるし、栄養が途絶され、腫瘍が壊死していくってことですね！

そうね。具体的には、造影剤と抗がん薬の懸濁液を注入して血管造影を行ったあと、塞栓物質（多孔性ゼラチン粒など）によって塞栓を行うのよ。

ただ、**少なからず正常組織への影響もあることは避けられん**というデメリットはある。今はこの方法にもいろんな種類が考案されとって、腫瘍の性質によって選択肢も増えとる。

すごいですね！

あとは最後の手段ともいうべきか、肝移植やな。肝移植は肝内の腫瘍を全部摘出できる、最も根治的な治療法や。せやけど、移植には生体肝移植と脳死肝移植があるけど、すぐにドナーが見つかるわけやないから、希望してすぐにできるっていうもんやない。

肝臓にできるがんは、今回紹介したように原発性のものもあるのだけど、転移性のものもあるのよ。実は、**転移性肝がんは、原発性よりもはるかに頻度が高い**の。

原発性肝がんの約20倍が転移性やさかい、圧倒的やな。転移性は消化器がんのところでも言うけど、大腸からの肝転移が最も多いんや。

ほなここで、看護師国家試験の過去問を1つ紹介しよか。どや、わかるか？

看護師国試の過去問やで！

肝硬変でみられる検査所見はどれか。2つ選べ。（第103回 午後84問）

1.　血小板増多
2.　尿酸値上昇
3.　血清アルブミン値低下
4.　血中アンモニア値上昇
5.　プロトロンビン時間短縮

はい、これは大丈夫です。「3」と「4」です！

正解よ。今回の話を聞けば、理解できるわね。

ほな、今日はこれまでにしとこか。なかなか内容の濃いテーマやったな。

はい。特に肝硬変のときの患者さんの状態把握には、ナースの日頃の関わりがとても大切だということがわかりました。ありがとうございました。

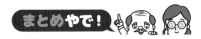まとめやで！

急性肝炎：肝細胞に急性炎症をきたす状態

- ・原因：A～E 型肝炎ウイルスが多く、ウイルス、自己免疫、薬物、アルコール性の肝障害などもある
- ・症状：全身倦怠感、食欲不振、嘔吐、悪心、腹痛、発熱、筋肉痛、黄疸（皮膚瘙痒感が出る）、褐色尿
- ・急性肝炎の炎症が 6 カ月以上持続すると、慢性肝炎に移行。さらに、慢性肝炎の状態が持続すると肝硬変へ移行する場合がある

肝硬変：肝臓に慢性炎症（再生と破壊の繰り返し）が持続し線維化した状態。慢性進行性肝疾患の終末像

- ・肝硬変の病態が持続すると、肝細胞がんの発症リスクが高くなる
- ・治療
- ・①急性肝炎：保存的治療、食事療法、薬物治療
- ・②肝硬変：

  代償期：原因によって、薬物療法、断酒、免疫抑制療法、食事療法

  非代償期：合併症の治療が主体となる
- ・③肝細胞がん：肝切除や焼灼療法、肝動脈カテーテル療法、分子標的薬投与

CHAPTER 2

2 胆石症と胆嚢炎

胆石症と胆嚢炎の図解やで！

胆石症

・病態：胆道系に形成された結石
・部位：胆嚢結石、総胆管結石、肝内結石
・好発年齢：中高年以降
・危険因子と胆石の成分
　＊コレステロール結石：コレステロールの上昇、5F
　＊色素結石：胆管炎、肝硬変、溶血性疾患、回腸疾患

胆嚢炎

・原因の多くが胆嚢結石
・病態：

胆嚢結石の形成
↓
胆石が胆嚢や胆嚢管に嵌頓
↓
胆汁うっ滞
↓
胆嚢内圧上昇と胆汁による胆嚢粘膜障害
↓
胆嚢への細菌感染 → 急性・慢性胆嚢炎

解剖生理学・病態生理やで！
―胆石にもいろんな種類があるんやな

 今回のテーマは「胆石症と胆嚢炎」や。ええか、このテーマは特に解剖が大事やから、ちょっと復習しとこか。肝臓では胆汁が作られるっていうのはええわな？

 はい、もちろんです。解剖学の先生に「胆汁は胆嚢でつくられるのではなく、肝臓でつくられるんだ」と口を酸っぱくして言われまし

肝胆膵 ─ 2 胆石症と胆嚢炎

たから。

🐼 よっしゃ。ほな、つくられた胆汁はどういうルートを通るかや。ここがややこしい名前がついとるわけやな。まず、肝臓から出た管は、左右の肝管とよばれる。左右の肝管は合流して総肝管になる。次に、胆嚢が伸びてきよる**胆嚢管が総肝管と合流**する。

👦 すると、総胆管になるわけですね（図2.2-1）。

🐼 ええ感じや！ よう覚えとった。で、今回のテーマの胆石なんやけど、胆石のできる部位によって、胆嚢結石、総胆管結石、肝内結石に分けられる。

👧 胆石症とは、**胆石によって症状があるもの**をいうのだけど、**無症状のものも合わせて胆石症とすることが多い**のよ。

👦 なるほど、いろんな場所にできるんだ。

🐼 その中でも胆嚢結石が最も多く、全体の約70％、続いて総胆管結石が約14％、肝内結石が約3.5％やな（図2.2-1）。

👦 先生、胆石ができやすい年齢とかあるのですか？

🐼 せやな、基本的には中高年以降で、加齢と共に増加するといわれとる。症状は、無症状のこともあるんやけど、症状があった場合は、食後に突発する**右季肋部の痛み、心窩部痛、悪心・嘔吐、右肩や右**

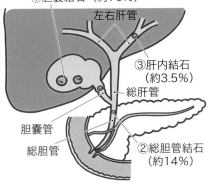

図2.2-1 胆石の発生部位

①胆嚢結石（約70％）
左右肝管
③肝内結石（約3.5％）
総肝管
胆嚢管
総胆管
②総胆管結石（約14％）

背部への放散痛がみられる。これらを胆石発作とよんどる。疼痛は数十分〜数時間持続するのが一般的や。

実は、僕の祖母が胆石症になりました。急に食欲がなくなり、ずっとお腹と背中が痛いと言っていまして、きっとがまんしていたんでしょうね、次の日病院にいくと「胆石症」で手術が必要と言われました。どんな検査をするとわかるのですか？

まずは問診ね。その上で血液検査を行い、**肝・胆道系酵素（AST、ALT、γ-GTP、ALP、総ビリルビン、直接ビリルビン）の上昇**を認めれば、その他腹部超音波検査や CT 検査などで診断するのよ。

先生、胆石というと、黒い石のようなイメージがあるのですが、実際どうなんですか？

ええ質問や。実は同じ胆石いうても、いろんな種類があってな、石の成分やできる場所によって変わるんや（**表 2.2-1**）。

なんか、貝の中でできる真珠みたいですね。

あほ！ そんなええもんちゃうわ！ それに患者さんにとってはえらい迷惑な話や。

す、すみません！ そしたら先生、胆石ができやすい要因、危険因子のようなものはありますか？

コレステロール結石の場合やと、まずはコレステロールの上昇に起

表 2.2-1 **胆石の種類**

種類	コレステロール結石			色素結石	
	純コレステロール結石	混成石	混合石	ビリルビンカルシウム結石	黒色石
形状	放射線状	内層：放射線状 外層：層状	放射線状・層状	層状	黒色・無構造

因する種々の要因やな。例えば**脂質異常症、肥満、腸管機能低下、高カロリー食、非アルコール性脂肪性肝疾患（NAFLD）**なんかやな。

それと、5F というのも覚えておいてね。

マンションの5階に住んでいる人に多いとかですか？

（無視して）5F というのはコレステロール結石には「Forty（40代）、Female（女性）、Fatty（肥満）、Fair（白人）、Fecund（多産）」の人に多い傾向があるのよ。色素結石の中のビリルビンカルシウム結石の危険因子としては胆管炎が、黒色石は肝硬変や回腸疾患、クローン病などが危険因子となるのよ。

ほな、次は胆嚢炎や。

先生、これは胆嚢の炎症、つまり胆嚢に感染症が起こる病気ってことですよね。

せや。ただ、胆石が原因で起こり得るという意味では、胆管炎というのがある。胆嚢炎と胆管炎を合わせて胆道感染症っていうてるんや。今回のテーマは胆嚢炎やさかい、これにフォーカスするわな。まずは病態や。坂本さん、いけるか？

はい。まず、**胆嚢炎の原因のほとんどは胆嚢結石**です。胆嚢内の結石がなんらかの原因で胆嚢の頸部や胆嚢管に嵌頓を起こすと…

胆嚢からの胆汁排泄が阻害されますね。

そうね。すると、胆汁うっ滞になって、**胆嚢内の圧が上昇し胆嚢粘膜の障害をきたす**の。そして、その傷害部位に細菌による感染症を起こし、急性もしくは慢性の胆嚢炎につながるの。それが病態ね。

なるほど、でもそんなところにも細菌っているのですね。では先生、どんな症状が現れるのですか？

腹痛、それも右の季肋部痛が多い。あと、**悪心・嘔吐、発熱、マーフィー徴候**というものがある。

マーフィー徴候というのは、**右季肋部を圧迫しながら患者さんに深呼吸してもらうと、痛みのために途中で吸気が止まってしまう現象**のことよ。特に**急性胆嚢炎では陽性になる**ことが特徴よ。

慢性胆嚢炎もあるのですね。これは慢性的に細菌感染が起こることが原因ですか？

細菌感染もそうだけど、**胆石による慢性刺激によっても起こる**の。これによって胆嚢が萎縮・肥厚する病態をいうのよ。

急性胆嚢炎でも、血液検査で胆道系酵素の上昇がみられるのですか？

せや。それ以外にも白血球数の増加、CRP、ビリルビンの上昇もみられる。画像検査としては、超音波検査や腹部CTで胆嚢壁の肥厚、胆嚢の腫大、嵌頓した胆嚢結石などを確認することやな。

治療と看護やで！─胆石のみを取るんか？

胆石症の治療は、症状の有無、胆石の部位や性状によって、その方法が考えられるんや。

部位というのは、胆嚢、総胆管、肝内の3つでしたね。

せや。まず胆嚢結石やな。**無症状の場合やと経過観察**されることが多い。症状がある場合、腹腔鏡下胆嚢摘出術または開腹下胆嚢摘出術が行われる。

僕の祖母は腹腔鏡下胆嚢摘出術を受けました。

ただし、胆嚢機能が正常でコレステロール結石のみの場合やと、内科的胆石溶解療法（ウルソデオキシコール酸）あるいは体外衝撃波結石破砕療法（ESWL）が行われる場合がある。

体外衝撃波結石破砕療法って、なんかアニメの世界みたいでかっこいいですね。

もともとは腎・尿管結石に対して開発された方法なのだけど、これは体外から衝撃波を結石に照射して、石を粉々にし、自然排石させる破石術のことよ。

すごいですね。では先生、胆管や肝内の結石への治療はどのようなものですか？

総胆管結石の治療は症状のありなしにかかわらず、胆管炎なんかが発症することを考慮して、**内視鏡的または外科的総胆管結石除去術**

が行われるんや。

内視鏡でも行えるのですね。

ES［T］と EPBD という術式があってな。十二指腸のファーター乳頭からアプローチして最終的に結石を採石用バスケットで除去するんや（図 2.2-2）。ただ、内視鏡治療が困難な場合や胆囊結石を合併した場合なんかは、腹腔鏡下または開腹下で行われる。

残るは、肝内結石の治療ですね。

肝臓の萎縮や胆管狭窄がない、もしくは軽度の場合は、**ESWL や電気水圧衝撃波結石破砕術（EHL）と併用**で経皮経肝胆道鏡または経口胆道鏡治療が行われる。肝萎縮や肝内胆管がん合併の場合は、肝切除やな（図 2.2-3）。

胆道鏡を用いた治療で不成功の場合は、肝切除に切り替えるのよ。

ほな、胆囊炎の治療やな。急性胆囊炎と診断したら、ただちに初期治療や。

初期治療とは……？

血圧、脈拍、尿量を厳密にモニタリングしたうえで、絶食、輸液、

図 2.2-2 内視鏡的総胆管結石除去術

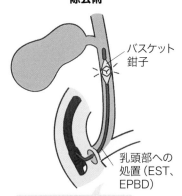

バスケット鉗子

乳頭部への処置（EST、EPBD）

総胆管結石では、内視鏡治療が第一選択

図 2.2-3 経皮経肝胆道鏡（左）と肝切除術（右）

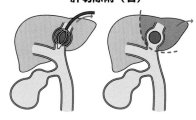

抗菌薬投与、鎮痛薬投与ね。

胆嚢炎の治療は原則、胆嚢摘出術や。せやけど、重症度によってその方法は異なる。早期手術が難しい例（初期治療無効など）や全身状態が不良な場合は、胆道ドレナージが行われる。

胆道ドレナージの方法は、経皮経肝胆嚢ドレナージや経皮経肝胆嚢吸引穿刺という術式があるわ。

胆嚢摘出術は腹腔鏡下ですよね。

そうね。腹腔鏡下手術は開腹手術に比べて侵襲が少なく、つまり、傷口が小さく術後の痛みが少ない、入院期間が短くなるなどの利点があるわね。ただ、少し熟練の技術が必要なのが実際のところ。

先生、術後の合併症やナースとして知っておかねばならないことってなんですか？

胆嚢を摘出するという特性上、脂質を含む食物の消化・吸収が不安定になりがちや。その結果、腸管内の浸透圧が上がり、下痢を起こしやすくなる。

すると、脂分の多い食べ物は控えるなど食生活の改善が必要ですね。

そういうこっちゃ。よっしゃ。今日はこれまで。

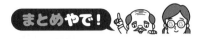

胆石症：胆石によって症状がある状態だが、無症状のものも合わせ
　　　　て胆石症とすることが多い

・胆石のできる部位：胆嚢結石、総胆管結石、肝内結石

・症状（ある場合）：食後に突発する右季肋部の痛み、心窩部痛、悪心・
嘔吐、右肩や右背部への放散痛

・コレステロール結石の危険因子：脂質異常症、肥満、腸管機能低下、
高カロリー食、非アルコール性脂肪性肝疾患（NAFLD）、5F

・色素結石の危険因子：ビリルビンカルシウム結石では胆管炎、黒色
石では肝硬変や回腸疾患、クローン病など

・治療：①胆嚢結石→腹腔鏡下胆嚢摘出術または開腹下胆嚢摘出術、
②総胆管結石→内視鏡的または外科的総胆管結石除去術、③肝内結
石→肝臓の萎縮や胆管狭窄がない、もしくは軽度の場合：経皮経肝
胆道鏡または経口胆道鏡治療。肝萎縮や肝内胆管がん合併の場合：
肝切除

胆嚢炎：胆嚢の炎症（胆嚢に感染症が起こる疾患）

・原因：胆嚢結石

・症状：腹痛、右の季肋部痛、悪心・嘔吐、発熱、マーフィー徴候

・治療：初期治療は原則、胆嚢摘出術

3 急性膵炎と慢性膵炎

急性膵炎と慢性膵炎の図解やで！

急性膵炎

- ・病態：胆汁・十二指腸液の胆管内逆流や膵組織破壊により膵酵素活性化→膵組織の自己消化
- ・病型：急性炎症性疾患
- ・好発：中高年男性
- ・原因：アルコール、胆石、脂質異常症など
- ・重症例では、全身性炎症反応症候群が引き起こされ、ショックや多臓器障害に至ることもある

慢性膵炎

- ・病態：長期にわたる膵臓の炎症および不可逆的な膵臓組織の慢性変化。膵実質の脱落、線維化、石灰化などを伴う
- ・好発：高齢男性
- ・原因：急性膵炎と同様
- ・進行：膵外分泌・内分泌機能が低下

解剖生理学・病態生理やで！
―膵臓って三大栄養素の消化酵素を全部出すもんな

今回のテーマは、消化器の最後になる「急性膵炎と慢性膵炎」や。

僕の知り合いで急性膵炎になった方がいます。けっこう怖いですよね。

せやな、重症例やと命に関わるからな。まず、急性膵炎の病態やけど、**膵臓内でなんらかの原因で活性化された膵酵素（トリプシン）**

が次々といろんな酵素を活性化して、それらの酵素が膵組織を破壊、つまり自己消化を引き起こすという急性炎症性疾患やな。

先生、そのなんらかの原因というのは？

せやな、**男性やったらアルコール、女性やったら胆石**が多いかな。重症例は活性化した酵素が血中に漏れ出して、炎症性サイトカイン（おもに免疫細胞から分泌される生理活性物質）が大量に放出される。新型コロナウイルスの重症化についてメディアでも報道されとったけど、この炎症性サイトカインによって SIRS（全身性炎症反応症候群）が起こり、ショックや播種性血管内凝固症候群（DIC）、多臓器不全になり得るから、ほんまに怖い疾患や。

どんな症状があるのですか？

心窩部痛（上腹部痛）、それも持続性で耐えがたいほど増悪する痛みで、急激に発症する。痛みは背中に放散することもあるんや。その他の症状としては、悪心・嘔吐、発熱、悪寒、食欲不振などやな。

腹痛は、胸膝位・前屈位で若干軽減するのよ。

急性膵炎の診断については、まずは腹部診察。圧痛、筋性防御、腸雑音低下の確認。血液検査におけるアミラーゼやリパーゼの上昇は重要やな。画像検査としては、腹部エコー、CT などで膵腫大、輪郭の不明瞭化、膵周囲の液体貯留の範囲なんかを確認し、膵臓の自己消化の程度を判断するわけや。

急性膵炎は、入院治療で軽快する軽症例から、ショックなどを引き起こす重症例までその程度はさまざまだから、患者さんの重症度を判定することはとても重要よ。原則、診断後ただちに重症度判定をして、**特に 48 時間以内は繰り返し行うの。**

刻々と変化していく病状を、しっかりチェックするという意味ですね。

せや。よし、ほな次は慢性膵炎やな。慢性膵炎が起こる機序はようわからん部分があってな、今のところ 2 つの機序が考えられとる。1 つは、アルコールの成分そのものの毒性で、長期の大量飲酒によ

る膵臓の線維化、慢性変化によって慢性膵炎に至るというケース。もう1つは、飲酒によって膵液の質的変化が起こり、その結果膵石ができてしもて慢性膵炎を引き起こすケースや。いずれにしても、次第に**膵外分泌腺・内分泌腺の機能が低下していく難治性の進行性疾患**やな。

いずれにしても、お酒が関与してそうですね。

そうね、だから長期のアルコール多飲歴のある中高年男性に好発するの。

症状は急性膵炎の場合と似ているのですか？

慢性に進行していくから、どの段階かにもよるけど、最初の代償期とよばれる5〜10年の間は、飲酒や高脂肪食摂取で誘発される腹痛発作、その他腰背部痛や食欲不振、悪心・嘔吐、下痢、体重減少などがみられるわ。

その代償期を経ると、どうなるのですか？

非代償期やな。こうなると、膵臓の実質の荒廃が進んでしもて、**膵酵素の合成・分泌が低下**する。腹痛は軽減もしくは消失するけど、**下痢や白っぽい便、つまり脂肪便がみられる**ようになる。

診断は血液検査、腹部超音波検査やCT検査で膵石を認めること、その他としては、膵外分泌機能をみるBT-PABA試験という検査などによってなされるの。膵石の確認が重要だから、慢性膵炎の別名は膵石症とも呼ばれるのよ。

治療と看護やで！—モニタリングの大切さ痛感するわ

急性膵炎の約80%は対症療法により治癒するけど、残り20%は重症化し、うち10%は死亡に至る。せやさかい、極めて油断ならん疾患やな。

先生、基本的な治療というのは？

呼吸・循環のモニタリング、絶食、十分な初期輸液、十分な除痛やな。しかし、軽症と判断されても、常に重症化への移行を考えたモ

ニタリングが必要や。軽症の場合は基本的治療の継続をするわけや
けど、**重症と判断されたら、集中治療が対応可能な医療機関への転
院を行う**必要がある。

なるほど。

それで集中治療・全身管理やな。薬物療法（抗菌薬、蛋白分解酵素
阻害薬）、経腸栄養、腹部コンパートメント症候群という合併症の予
防やな。腹部コンパートメント症候群とは、**種々の要因によって腹
腔内圧が 20mmHg 以上かつ新たな臓器障害が発生した病態**のことを
いうんや。せやから、**内科的もしくは外科的に減圧を行う**必要があ
るわけやな。

必要に応じて、持続的血液透析濾過などの血液浄化療法を行うこと
もあるのよ。

あと、触れとかなあかんのが、合併症やな。急性膵炎は、炎症が全
身へ進展するとさまざまな合併症が起こり得る（**表 2.3-1**）。せやか
ら、早期から重症化の徴候を見逃さずに、時間をおいて**判定（評価）**

表 2.3-1 急性膵炎の合併症

早期合併症	全身症状	SIRS、DIC、意識障害、MODS
	循環器	ショック、循環不全
	呼吸器	胸水、ARDS、呼吸不全
	腎臓	腎不全
	消化器	麻痺性イレウス、腹水、消化管出血、腹腔内出血
後期合併症	全身症状	敗血症、MODS
	肝臓	肝不全
	膵臓	感染性膵壊死
	消化器	消化管閉塞（PPC や WON で閉塞）

を繰り返すことが重要なんや。

　ほな、次は慢性膵炎の治療にいこか。まず、代償期の場合やけど、急性増悪期では急性膵炎に準じた治療を行うんや。

慢性といっても、**急性に増悪することがある**のは念頭においておくべきですね。

せや。ほんで、間欠期の場合、疼痛を抑えるための治療が基本になる。具体的には、生活指導として断酒・禁煙、低脂肪食、薬物療法としてNSAIDs、抗コリン薬、鎮痙薬、蛋白分解酵素阻害薬、消化酵素薬などの投与、これらは腹痛対策になる。それから、原因となる膵石に対する治療やな。方法としては、何度か出てきとる**ESWL**や内視鏡的治療、あるいは外科的治療やな。

　次に非代償期の治療や。

非代償期って、膵臓からの外分泌・内分泌機能がかなり低下している状態のことでしたよね？

せや。だから、**膵外分泌・内分泌を補う治療が主体となる**わけやな。具体的には、生活指導として断酒・禁煙、高カロリー食。薬物療法として、消化吸収障害には消化酵素薬の大量投与、酸分泌抑制薬、脂溶性ビタミン剤などを用いる。それから、膵性糖尿病についてはインスリン治療やな。

断酒・禁煙は全病期を通じて重要よ。あと、過食や香辛料などの刺激物を避けることも大切ね。

最後に、慢性膵炎の合併症に触れとこか。合併症には膵内合併症と膵外合併症とがあるんやけど、一つ覚えといてほしいのは、慢性膵炎、特に膵石症は**膵がんの高リスク群**であること。せやさかい、定期的な画像検査が必要なんや。

　ほなここで、看護師国家試験の過去問を1つ紹介しよか。どや、わかるか？

看護師国試の過去問やで!

急性膵炎で正しいのはどれか。2つ選べ。（第109回午前84問）

1. 成因はアルコール性より胆石性が多い。
2. 重症度判定には造影CTが重要である。
3. 血中アミラーゼ値が低下する。
4. 鎮痛薬の投与は禁忌である。
5. 初発症状は上腹部痛である。

「5」はきっと正解でしょうけど、もう1つはなんでしょうね。

「2」よ。胸・腹部単純X線撮影、腹部超音波検査も必ず行われるの
だけど、発症成因が何なのかを調べたり、重症度判定をするには造
影CTが有用なのよ。

そうでしたか。覚えておきます。

よし、今日はここまでにしとこ。

今回は急性膵炎、慢性膵炎についてよくわかりました。特に重症化
への移行を考えたモニタリングという点は、ナースとしてもとても
重要さを感じました。ありがとうございました。

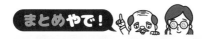**まとめやで！**

急性膵炎：膵酵素がほかのさまざまな酵素を活性化し、膵組織の破壊や自己消化を引き起こす急性炎症性疾患

・重症例：炎症性サイトカインによって SIRS（全身性炎症反応症候群）が起こり、ショックや播種性血管内凝固症候群（DIC）、多臓器不全になり得る

・要因：男性の場合、アルコール。女性の場合、胆石

・症状：心窩部痛（上腹部痛）、悪心・嘔吐、発熱、悪寒、食欲不振

・治療：基本的治療（常に重症化への移行を考えたモニタリングが必要）
　　　　重症例：集中治療・全身管理、薬物療法、経腸栄養、腹部コンパートメント症候群対策

慢性膵炎：膵外分泌腺・内分泌腺の機能が低下していく難治性の進行性疾患

・要因：アルコール、膵石が考えられている

・症状：

　代償期：腹痛発作、腰背部痛、食欲不振、悪心・嘔吐、下痢、体重減少

　非代償期：腹痛は軽減もしくは消失。下痢や脂肪便がみられる

・治療

　代償期：急性増悪期では、急性膵炎に準じた治療。間欠期では、断酒・禁煙、低脂肪食、薬物療法として NSAIDs、抗コリン薬、鎮痙薬、蛋白分解酵素阻害薬、消化酵素薬などの投与、膵石に対する治療

　非代償期：膵外分泌・内分泌を補う治療が主体となる

CHAPTER 3

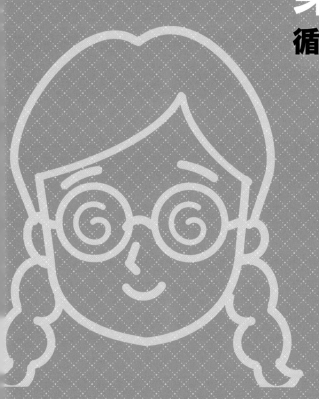

第３章
循環器

1　不整脈（心房細動、心室細動、心室頻拍、房室ブロック、洞不全症候群）

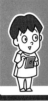

不整脈の図解やで！

不整脈	正常洞調律以外の調律

⇒頻脈性不整脈と徐脈性不整脈に大別
さらに頻脈性は上室性（心房性等）頻脈と心室性頻脈に細分化

心房細動	心房内で約300～600回/分の頻度で不規則な電気信号が出現
心室細動	心室が細かく震え、けいれん状態となり、心拍出量がゼロ（0）
心室頻拍	心室期外収縮が連続して発生し、頻脈を呈する状態
房室ブロック	心房から心室への興奮が途絶状態。重症度によって1度、2度、3度に大別。
洞不全症候群	洞房結節あるいはその周囲の障害によって、徐脈を呈する

解剖生理学・病態生理やで！
―刺激伝導系の調子が不整になると…

今回のテーマは不整脈や。

最近、僕の祖母が心臓ペースメーカを装着したので、今回のテーマもすごく関心があります。

それは気の毒やな。ペースメーカを装着すると強い電磁波を発する機器の使用とか、不便をきたすことがあるからな。ほな、不整脈って医学的にどういう意味か。浜田君、わかるか？

なんか、ドキッとしたり、脈が飛んだり、そんな感じですかね。

なんやそれ。説明になってへんやないか。不整脈とは、「**正常洞調律以外の調律**」と定められとる。そんで、不整脈は大きく**頻脈性不整脈**と**徐脈性不整脈**に大別される。さらに頻脈性のほうは上室性（心房性等）頻脈と心室性頻脈とに分けられるんや。

心拍数が100回 / 分を超えるのが頻脈（頻拍）、50回 / 分未満が徐脈よ。

症状は個人差が大きいけど、動悸、胸痛、胸部違和感、易疲労感、倦怠感、それに脳虚血を起こすと失神をきたすこともあるんや。

ちなみに不整脈が原因で起こる失神を**アダムス・ストークス発作**というのよ。失神前にはめまいや眼前暗黒感がみられ、失神中はけいれんが起こることもあるのよ。

まあそんな不整脈やけど、たくさんの種類があるんや。まとめておくわな（**表 3.1-1**）。

　　それから、不整脈の理解に必要な知識は、なんといっても解剖生理学や。いわゆる刺激伝導系やな（**図 3.1-1**）。洞結節（洞房結節）から始まって、**心房→房室結節→ヒス束→左脚・右脚→プルキンエ線維**までの電気の流れや。

はい。これは学生のころ、試験に出た覚えがあります。

この電気の流れのどこかに異常があると、不整脈になるわけやな。

表 3.1-1 **不整脈の種類**

徐脈性	洞不全症候群	・洞徐脈（ルーベンスタイン分類I型） ・洞停止・洞房ブロック（ルーベンスタイン分類II型） ・徐脈頻脈症候群（ルーベンスタイン分類III型）
	房室ブロック	・1度房室ブロック ・2度房室ブロック（ウェンケバッハ型、モビッツII型） ・3度房室ブロック
	心室内伝導障害	・右脚ブロック ・左脚ブロック ・2枝ブロック（右脚ブロック＋左脚前枝ブロック、 　　　　　　　　　右脚ブロック＋左脚後枝ブロック） ・3枝ブロック ・非特異的心室内伝導障害
	徐脈性心房細動	
頻脈性	洞性頻脈	
	期外収縮	・心房期外収縮 ・心室期外収縮
	上室頻拍	・房室結節リエントリー性頻拍 ・房室回帰性頻拍 ・心房頻拍
	心房細動・心房粗動	
	心室頻拍	
	心室細動	
	その他、特有のもの	・WPW症候群 ・QT延長症候群 ・ブルガダ症候群

❶ 心房細動（AF）

😊 ほな、最初の疾患、心房細動（AF）からみていこか。この疾患は、**高齢者、高血圧、弁膜症、心不全、虚血性心疾患などの心疾患や甲状腺機能亢進症などの基礎疾患がある患者に好発**するんや。心房内

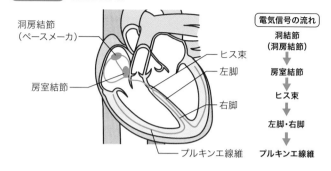

図 3.1-1 刺激伝導系

洞房結節
（ペースメーカ）

房室結節

ヒス束
左脚
右脚

プルキンエ線維

電気信号の流れ

洞結節
（洞房結節）
↓
房室結節
↓
ヒス束
↓
左脚・右脚
↓
プルキンエ線維

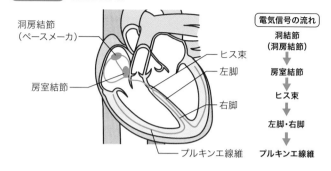

で約 300〜600 回 / 分の頻度で不規則な電気信号が出現する。見た目、心房全体が小刻みに震えて、心房のまとまった収縮がなくなるんや。

近年の研究で、不規則な電気信号の多くは、左心房に流入する肺静脈の周囲から発生することがわかっているのよ。

すると、心室への興奮は伝わらないのですか？

いや、伝わる。でも、房室結節でランダムに間引かれて心室に伝わるさかい、**脈拍は完全にばらばら**なんや。つまり、心電図で P 波が消失し、RR 間隔が不整になるってこっちゃ。QRS 波は基本的には正常な。さっき心房が震えるって言うたけど、それは心電図でも現れる。細かな波線が現れてな……。

あ！f 波だ！！（図 3.1-2）

せや。よう覚えとった。AF は、それが起こる持続時間から発作性（持続 7 日以内）、持続性（7 日を超えるが薬剤や電気ショックで停止）、長期持続性（1 年を超える）、永続性（除細動不能）に分類される。症状は、強い動悸や胸部不快感が多いけど、息切れや倦怠感のみ、もしくはまったく症状を自覚しない患者もいはるんや。

AF でぜひ覚えておいてほしいのが、合併症なの。心原性塞栓症はとても重要よ。**AF は左房内に血栓を生じやすいのよ。**

左心房！ ということは、左心房→左心室→大動脈→全身……。大変

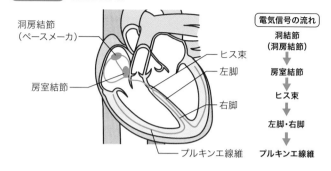

CHAPTER **3**

循環器

1 不整脈（心房細動、心室細動、心室頻拍、房室ブロック、洞不全症候群）

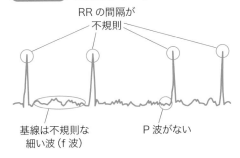

図 3.1-2 心房細動（AF）

RR の間隔が
不規則

基線は不規則な
細い波（f 波）

P 波がない

なことになるじゃないですか！

そういうこっちゃ。脳塞栓を起こした病態を心原性脳塞栓症といってな、**急速な意識障害、広範な脳梗塞、片麻痺**なんかが起こる。脳のほかにも、全身の血管で血栓による塞栓症を起こし得るから、注意が必要や。せやから、塞栓症予防のための抗凝固薬〔ワルファリン、直接経口抗凝固薬や新規経口抗凝固薬（NAOC）〕が用いられる。その他の治療としては、原因・誘発因子の治療（カリウムやマグネシウムの血中濃度の補正）、発作時の治療（リズムコントロール、レートコントロール）、再発防止（異常伝導路の焼灼）による**洞調律維持（リズムコントロール）、心拍数調節療法（レートコントロール）**があって、個々の患者に適した治療を組み合わせて選択するわけやな。

❷ 心室細動（VF）

ほな次は、心室細動（VF）や。病名の通り、心室が無秩序に細動（興奮）し、**実質心拍出量がゼロ（0）になる、実質的には心停止に近い状態**や（図 3.1-3）。

すみやかな対応が重要ですね。

せや。治療せんかったら、数分で死に至るさかい、迅速な対応が重要やな。

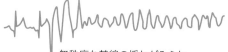

図 3.1-3 心室細動（VF）

無秩序な基線の揺れがみられ、
QRS 波、P 波ともに確認できない

🐼 脳血流が途絶し、10 秒以内にめまいや意識消失が起こり、3〜4 分で脳の不可逆的変化が生じて死亡するの。だから、**すみやかな胸骨圧迫と電気的除細動が必要**ね。

👧 除細動でも心拍が再開しない場合は……。

🐼 **心肺蘇生（胸骨圧迫）**を続けることやな。

👦 VF を起こす要因や危険因子はあるのですか？

🐼 ある。多くは、**終末期や心筋梗塞、心筋症などの器質的心疾患に合併**するものやけど、**ブルガダ症候群、心臓振盪**など特発性のものもある。

🐼 ブルガダ症候群も不整脈の一つで、夜間睡眠中や食後安静時などの副交感神経の緊張時に心室細動を起こし、失神や心臓突然死をきたす疾患なの。心臓振盪というのは、心電図上の T 波のピーク直前に胸部に強い衝撃が偶然重なると VF を生じ、心停止することがあるというものよ。

❸ 心室頻拍（VT）

🐼 おおきに、坂本さん。ほな次は、心室頻拍（VT）や。これも緊急処置を要する不整脈や。心室期外収縮が連続して発生し、頻脈を呈するんやけど、**心室細動（VF）に移行する可能性がある**からな。症状としては、動悸、息切れ、そしてアダムス・ストークス発作が現れるんや。

👧 心電図の特徴としては、①幅広い QRS 波、② QRS 波の規則的な出現、③ P 波を欠くことよ（図 3.1-4）。

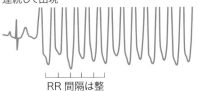

図 3.1-4 心室頻拍（VT）

P 波は不明瞭。幅が広い一定の形の QRS 波が連続して出現

RR 間隔は整

なぜ P 波が現れないのですか？

刺激伝導系を介さずに、興奮が心室内を伝導するためよ。VT は**心電図の波形、持続時間、器質的心疾患の有無**などで種々に分類されるの。

「心電図の波形」では、単形性 VT（QRS 波形が一定のもの）と多形性 VT（QRS 波形が変化するもの）があるの。「持続時間」によっては、30 秒以上持続する、または血行動態が不安定なものを持続性 VT といって、30 秒未満のものは非持続性 VT というのよ。ほかに、脈を触れない無脈性 VT というのもあるわ。

VT は器質的心疾患に合併することが多いから、その場合の治療をみていくわな。

器質的心疾患とは？

心筋梗塞、拡張型心筋症、肥大型心筋症、心筋炎、先天性心疾患などよ。ただ、器質的心疾患を伴わない特発性 VT もあるにはあるわ。この場合は、器質的心疾患がある場合と比べて予後が良好なのよ。

ほな、治療の話に行くで。まず、発作の停止として、血行動態が安定している場合、薬物療法として、アミオダロンまたはニフェカラントの静注。持続性単形性 VT ではプロカインアミドの静注や。

なるほど。では、血圧が低い場合や意識消失の場合はどうなりますか？

まず電気的除細動の実行。薬物療法として、アミオダロンまたはニフェカラントの静注や。

😀 電気的除細動というのは？

🐼 除細動器を用いた電気ショックで、**直流電流を心臓に通電し、心臓全体を同時に脱分極させて、生じとった不整脈を洞調律に戻す治療法**や。心室細動のときと同じやな。

😀 心臓にリセットボタンを押すイメージですね。

🐼 そういうこっちゃ。それで、洞調律に戻った後も、発作の予防として心機能の低下がない場合は、アミオダロンまたはソタロール、ベプリジルの経口投与。これで再発抑制が困難な場合は、カテーテルアブレーションやな。

😀 カテーテルアブレーションというのは？

👩 **不整脈の起源部位や異常伝導部位を、高周波や冷凍凝固、レーザーなどのエネルギーによって焼灼（傷害）する頻脈性不整脈の治療法**のことよ。

🐼 発作時の血行動態が不安定な場合や、心機能低下時の治療については、植え込み型除細動器を考慮せなあかんな。薬物療法としては、アミオダロンの経口投与、またはアミオダロン＋β遮断薬の経口投与や。

④ 房室ブロック

🐼 次は、**房室ブロック**や。これは、病名からある程度想像できるように、心房から心室への興奮が途絶することが原因で、その**病型は1度、2度、3度**に分けられる。2度はさらに2つ（ウェンケバッハ型、モビッツⅡ型）に分けられるんや。

1度の房室ブロックは、**PQ間隔の延長（0.2秒を超える）**や。QRS波の脱落はない（図3.1-5 ①）。これは一般には自覚症状もなく、治療の必要もない。

😀 軽症と考えてよいわけですね。

🐼 せやな。次に、2度のウェンケバッハ型。これは、**PQ間隔が次第に延びて、QRS波が脱落する**ものや（図3.1-5 ②）。

図 3.1-5 房室ブロック

① 1 度房室ブロック

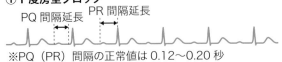

PQ 間隔延長　PR 間隔延長

※PQ（PR）間隔の正常値は 0.12～0.20 秒

② 2 度房室ブロック（ウェンケバッハ型）

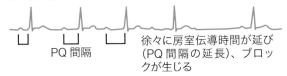

PQ 間隔　　徐々に房室伝導時間が延び（PQ 間隔の延長）、ブロックが生じる

③ 2 度房室ブロック（モビッツ II 型）

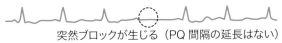

突然ブロックが生じる（PQ 間隔の延長はない）

④ 3 度房室ブロック

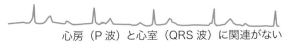

心房（P 波）と心室（QRS 波）に関連がない

障害部位は房室結節内が多いのよ。これで心停止になることは基本的にはないとされているわ。

2 度の房室ブロックのモビッツ II 型は、PQ 間隔は延長せず、**P 波の後の QRS 波が突然脱落する**んや（図 3.1-5 ③）。

障害部位はヒス束より末梢のタイプね。ウェンケバッハ型と違って、モビッツ II 型は長時間の心停止から心臓突然死をきたすことがあるから、注意が必要よ。

3 度の房室ブロックは、完全房室ブロックとも呼ばれ、**P 波と QRS 波がまったく無関係に、両者（心房と心室）が独立したリズムで動き**よるんや（図 3.1-5 ④）。

うわ～、心房と心室がばらばらですね。でも、心房の興奮と心室の興奮は一定のリズムを保っている。

😺 治療としては、**1度および2度のウェンケバッハ型は無治療または経過観察**やな。**2度のモビッツⅡ型および3度の場合**は、それを生じるなんらかの原因（薬物、心筋梗塞など）があるときは原因の除去のあと、経過観察。そういった原因がなく、徐脈および症状が続く場合は、**恒久（パーマネントという）ペースメーカの植え込み**を行う。

👧 ペースメーカ植え込みまでのつなぎとして、脈拍の増加をねらって、薬物（アトロピン、イソプロテレノール）が用いられることがあるのよ。

❺ 洞不全症候群

🐼 ほな、最後に洞不全症候群や。これも病名である程度想像ができるように、洞房結節あるいはその周囲の障害によって、**徐脈を生じ、徐脈に起因する脳虚血症状や心不全症状を呈する症候群**をいうんや。

🧑 洞房結節は刺激伝導系の最初の部分ですから、ここの障害はとても重大ですね。それでは先生、どんな症状が出るのですか？

🐼 脳虚血症状としては、めまい、ふらつき、眼前暗黒感、失神やな。心不全症状としては、易疲労感や息切れなんかが現れてくる。

🧑 洞不全症候群に原因はあるのですか？

🐼 もちろんや。内因性と外因性に分けられるんやけど、内因性の場合は特発性、虚血性心疾患や心臓サルコイドーシス、心筋症など。外因性の場合は、薬剤性とその他にさらに分けられる。

👧 心電図の特徴としては、洞徐脈（心拍数＜50回／分）、洞停止（P波脱落）が認められるの。これもⅠ型（洞徐脈）、Ⅱ型（洞房ブロック、洞停止）、Ⅲ型（徐脈頻脈症候群）の3つのタイプに分けられるのよ。

　　Ⅰ型は持続性の洞徐脈（≦50回／分）ね（図3.1-6）。

　　Ⅱ型の洞房ブロック型は洞結節から刺激が心房に伝導されないもの。PP間隔は洞調律時の整数倍が特徴よ（図3.1-6）。

71

Ⅱ型の洞停止型は洞結節の興奮が起きないことによるもの。PP間隔が洞調律時の非整数倍となることが特徴よ（図3.1-6）。

　Ⅲ型の心電図の特徴としては、上室性頻脈性不整脈〔心房粗動（AFL）、心房細動（AF）、発作性上室頻拍（PSVT）〕の停止時に、洞房ブロックあるいは洞停止による心停止が出現するの（図3.1-6）。別名、「徐脈頻脈症候群」ともいうのよ。

　完全に止まっている時間がある。恐ろしいですね。

　せや。この洞停止による心停止の時間が十分に長くなると、失神をきたすわけや。

図 3.1-6 洞不全症候群

Ⅰ型　50回/分以下の持続性徐脈

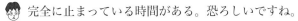

洞徐脈

Ⅱ型　洞房ブロックまたは洞停止

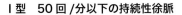

洞房ブロック　P波消失

PP間隔が整数倍になる

洞停止が起こると、補充収縮が生じ心拍動を再開する

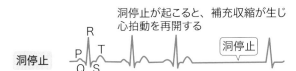

洞停止　洞停止

Ⅲ型　徐脈頻脈症候群

P波を伴わないQRS波で心拍再開

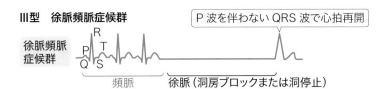

徐脈頻脈症候群

頻脈　徐脈（洞房ブロックまたは洞停止）

アダムス・ストークス発作ですね。

ほな、治療の話やな。症状がない場合は、**無治療または経過観察**や。症状がある場合、**薬物などの原因があるときは、原因除去のあと経過観察**する。そういった**原因がなく徐脈や症状が続く場合は、恒久ペースメーカの植え込み**になるな。

全身状態によっては薬物治療も行われるのよ。アトロピンやイソプロテレノール（等の脈拍を増やすような薬剤）が使われるの。

房室ブロックの治療で、ペースメーカまでのつなぎとして使われた薬物と同じですね。

せや。よう覚えとった。今日は不整脈の病態と治療についてみてきたけど、不整脈には、ほかにもいろいろあるさかい、また勉強しときようにな。

　ほなここで、看護師国家試験の過去問を解いてみよか。どや、わかるか？

看護師国試の過去問やで！

最も緊急性の高い不整脈はどれか。（第104回 午前12問）

1. 心房細動
2. 心室細動
3. Ⅰ度房室ブロック
4. 完全右脚ブロック

これは簡単です。「2」が正解です。

せやな、心室細動は心室全体としての収縮と拡張ができんようになり、血液を送り出せんようになる。せやから心停止の危険性が高く、除細動が必要。最も緊急性が高い不整脈やな。

はい、わかりました。今日もいろいろとありがとうございました。

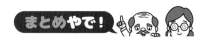 まとめやで！

不整脈

正常洞調律以外の調律。頻脈性不整脈と徐脈性不整脈に大別され、さらに頻脈性は上室性（心房性等）頻脈と心室性頻脈に細分化される

心房細動：心房内で約300〜600回/分の頻度で不規則な電気信号が出現。心電図でP波が消失し、RR間隔が不整になる。合併症：心原性塞栓症

治療：塞栓症予防のための抗凝固薬、原因・誘発因子の治療、発作時の治療、再発防止による洞調律維持（リズムコントロール）、心拍数調節療法（レートコントロール）

心室細動：心室が無秩序に細動（興奮）し、実質心拍出量がゼロ（0）の状態

治療：すみやかな心肺蘇生（胸骨圧迫）と電気的除細動

心室頻拍：心室期外収縮が連続して発生し、頻脈を呈する。心電図で、幅広いQRS波、QRS波の規則的な出現、P波を欠く

治療：薬物療法、電気的除細動、カテーテルアブレーション

房室ブロック：心房から心室への興奮が途絶することが原因。病型により1度（PQ間隔の延長）、2度（ウェンケバッハ型：PQ間隔が次第に延びて、QRS波が脱落。モビッツⅡ型：P波の後のQRS波が突然脱落）、3度〔P波とQRS波がまったく無関係に両者（心房と心室）が独立したリズムで動く〕に分けられる

治療：1度および2度のウェンケバッハ型は無治療または経過観察。2度のモビッツⅡ型および3度の房室ブロックの場合、原因除去のあと、経過観察。原因がなく徐脈および症状が続く場合は、恒久ペースメーカの植え込み

洞不全症候群：洞房結節あるいはその周囲の障害によって、徐脈を生じる病態。病型によりⅠ型、Ⅱ型、Ⅲ型に分けられる

治療：症状がない場合は、無治療または経過観察。症状がある場合、

薬物などの原因があるときは、その除去のあと経過観察。原因がなく徐脈や症状が続く場合は、恒久ペースメーカの植え込み

2　狭心症と急性冠症候群

狭心症と急性冠症候群の図解やで！

狭心症　労作性狭心症、冠攣縮性狭心症、不安定狭心症

慢性冠動脈疾患　労作性狭心症と冠攣縮性狭心症

急性冠症候群　不安定狭心症と心筋梗塞

労作性狭心症	冠攣縮性狭心症	急性冠症候群
動脈硬化による器質的狭窄	冠動脈の攣縮による一過性の狭窄あるいは完全閉塞	プラークの破綻による血栓形成→急激に狭窄が進行あるいは閉塞する

緊急度が高い

解剖生理学・病態生理やで！一心臓も栄養がほしいねん

今日のテーマは「狭心症と急性冠症候群」や。これらは虚血性心疾患にカテゴライズされる疾患やな。

心臓への**栄養血管である冠状動脈の病変**ということですね。

せや。その原因となるものは**動脈硬化が最も多い**。ほな、今回のテ

ーマやけど、ちょっと分類の話を先にせなあかんと思うわ。

　まず、狭心症という疾患には、労作性狭心症、冠攣縮性狭心症、不安定狭心症の３つがあるんやけど、**労作性狭心症と冠攣縮性狭心症は緊急度が低く、発作の発現形式や症状**から慢性冠動脈疾患というグループに分類されとる。せやけど、同じ狭心症でも**不安定狭心症は心筋梗塞とともに**、急性冠症候群という、より緊急度・重症度の高いカテゴリに分類されとるのや。

❶ 労作性狭心症

😺 ほな、労作性狭心症の病態をみていこか。これは冠動脈に動脈硬化による器質的狭窄、つまり**プラーク（粥腫）**ができることで**血流が制限されて起こる**というものや（図3.2-1）。症状としては、労作時の前胸部絞扼感・圧迫感で、だいたい数分〜5分程度で治まる。

👩 発作時に、**ニトログリセリンの投与ですみやかに胸痛が消失する**わ。

❷ 冠攣縮性狭心症

😺 次、冠攣縮性狭心症の病態やけど、浜田君、攣縮ってわかるか？

🧑 すみません、わかりません。「攣」という字が使われているので、なんとなく、けいれんが関係しているのですか？

😺 ええ勘しとる。冠攣縮というのは、一過性に起きる冠動脈のけいれん性の収縮が生じるもんで、それによって血管の内腔、つまり血液の通り道が閉塞されて起こるわけや（図3.2-2）。

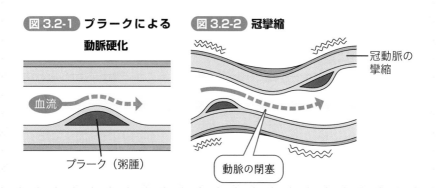

図3.2-1 プラークによる動脈硬化

血流

プラーク（粥腫）

図3.2-2 冠攣縮

冠動脈の攣縮

動脈の閉塞

この発作は、過換気や飲酒によって誘発され、夜間〜早朝、安静時や早朝の運動時に生じることが多いのよ。症状は労作性狭心症よりも長く持続することが多いの。

③ 急性冠症候群

ほな次に、急性冠症候群。これは冠動脈が急速に狭窄あるいは閉塞することによって、心筋に虚血が起こり、その結果、**心筋に壊死が起こる**症候群やな。

今は、非ST上昇型急性冠症候群とST上昇型心筋梗塞に分類されて、診療が行われるのよ。

病態としては、**動脈硬化により形成された不安定プラークが破綻し、そこに血栓が形成**されるんや。

すると、冠動脈内腔が急速に狭窄、閉塞するってわけですね？

そういうこっちゃ。症状としては、**不安定狭心症の場合、数分から15分程度持続する胸痛**。これはニトログリセリンで消失することが多い。せやけど、**心筋梗塞の場合は15分以上持続する強い胸痛発作**が起こる。本人は死の恐怖を覚えるような強烈な症状が出る。ちなみに、ニトログリセリンは無効や。

ただし、**高齢者の場合や糖尿病患者では重篤な急性冠症候群が起こっても、軽微な症状しか出現しない場合がある**から、医療者は普段の様子と違うところがないかなど、注意が必要なのよ。

**治療と看護やで！
―「心筋細胞が再生できたらな〜」と思わず考えてしまう**

① 労作性狭心症

労作性狭心症の治療は、まずは薬物療法や。発作時には即効型の硝酸薬、つまりニトログリセリンの舌下投与やな。それから、発作予防としてβ遮断薬、Ca拮抗薬。血栓形成の予防としてのアスピリン、動脈硬化の改善としてスタチンの投与や。もちろん、生活習慣の改

善によって冠危険因子の是正を行うことも大事やな。

冠危険因子というのは？

喫煙、肥満、運動不足、ストレスなんかやな。

それでも発作が頻発したり、安静時でも発作が起こるようなことがあれば、血行再建術も考慮しないといけなくなるわ。

冠動脈造影を行い、冠動脈の狭窄部位を特定して、その狭窄の部位や個数によって経皮的冠動脈インターベンション（PCI：バルーン付きのカテーテルで狭いところを広げる）または冠動脈バイパス術（CABG：狭くなっている先に新しい自己血管をつないで血流を増やす）を行うことになるわけや。

僕の祖母がそうでした。80歳で冠動脈バイパス術を受けましたよ。

そうか。それは大変な決断やったな。

❷ 冠攣縮性狭心症

ほな次は、冠攣縮性狭心症の治療や。まずは薬物療法。発作時では即効型の硝酸薬（ニトログリセリンの舌下投与）、発作予防としてのCa拮抗薬と硝酸薬も用いる。あとは、生活習慣の改善やな。例えば禁煙、禁酒など、労作性狭心症と同じ冠危険因子の是正やな。

了解です。

❸ 急性冠症候群

ほな、次は急性冠症候群の治療や。今回は、ST上昇型心筋梗塞の場合を説明するわな。とにかく、**心筋の壊死を最低限にとどめることが大事**やから、診断と初期治療を迅速に進めて、適切に再灌流療法をせなあかん。まずは初期治療。必要に応じて、**モルヒネ塩酸塩の静注、ヘパリン、酸素投与、硝酸薬の舌下投与や静注、アスピリンの咀嚼服用**などを行う。

次に、再灌流療法や。第一選択としては経皮的冠動脈インターベンション（PCI）や。せやけど、PCIが行えない場合は、血栓溶解療法、つまりrt-PAの静注やな。あるいはPCIの無効例では、**冠動**

脈バイパス術を考慮せなあかん。

再灌流のために、迅速な対応が求められますね。

症例や治療内容に応じて、薬物療法が追加・継続されるのよ。抗血小板薬としてのアスピリン、抗狭心症薬としてのβ遮断薬、硝酸薬、Ca拮抗薬、動脈硬化に対してはスタチン、血圧管理ではACE阻害薬やARB・ミネラルコルチコイド受容体拮抗薬などが使われるの。

患者は、**冠動脈疾患集中治療室（CCU）**に収容されて、心電図・動脈圧・肺動脈圧・パルスオキシメーターなどのモニタリング評価のうえ、**致死性不整脈や不安定な血行動態、心不全、再灌流療法後の合併症に対する治療が行えるようにされる**わけや。そのほか、一般病棟へ移るための急性期リハビリテーションなども行われるんや。

　　これで一通りの説明は終わりや。ほなここで、看護師国家試験の過去問を1つ紹介しよか。どや、わかるか？

看護師国試の過去問やで！

急性心筋梗塞患者の合併症を早期に発見するための徴候で正しいのはどれか。（第108回 午後80問）

1. 皮疹の出現

2. 頻脈の出現

3. 時間尿の増加

4. 腹壁静脈の怒張

5. うっ血乳頭の出現

これは難しいですね。「1」ですか？

ちがうわ、「2」よ。急性心筋梗塞で障害された心筋の運動を補うために、頻脈を伴う不整脈が出現しやすいの。だから、頻脈の出現や心電図波形の観察が重要となるのよ。

ほな、今日はここまで。

まさに、医療従事者の迅速な対応と判断が、患者さんの命運を左右するってわけですね。すごいですね、医療って。僕も頑張らないと！

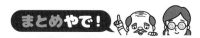 **まとめやで！**

労作性狭心症：冠動脈に動脈硬化による器質的狭窄、つまりプラーク（粥腫）ができることで血流が制限されて起こる
- 症状：労作時の前胸部絞扼感・圧迫感
- 治療：薬物療法。発作時には即効型の硝酸薬つまりニトログリセリンの舌下投与、発作予防としてβ遮断薬、Ca拮抗薬。血栓形成予防としてアスピリン、動脈硬化の改善としてスタチン。冠危険因子の是正（喫煙、肥満、運動不足、ストレス）。発作頻発例では経皮的冠動脈インターベンション、冠動脈バイパス術

冠攣縮性狭心症：一過性に冠動脈のけいれん性の収縮が生じ、それによって血管の内腔、血液の通り道が閉塞されて起こる
- 症状：労作性狭心症よりも長く持続することが多い
- 治療：薬物療法。発作時には即効型の硝酸薬（ニトログリセリンの舌下投与）、発作予防薬としてCa拮抗薬と硝酸薬、生活習慣の改善（禁煙、禁酒など）、冠危険因子の是正

急性冠症候群：動脈硬化により形成された不安定プラークが破綻し、そこに血栓が形成され、冠動脈が狭窄・閉塞する
- 症状：不安定狭心症の場合、数分から15分程度持続する胸痛。ニトログリセリンで消失することが多い。心筋梗塞の場合は、15分以上持続する強い胸痛発作。ニトログリセリンは無効
- 治療：初期治療（モルヒネ塩酸塩の静注、ヘパリン、酸素投与、硝酸薬の舌下投与や静注、アスピリンの咀嚼服用など）、経皮的冠動脈インターベンション（PCI）、血栓溶解療法（rt-PAの静注）、冠動脈バイパス術

3 心不全と肺水腫

心不全と肺水腫の図解やで！

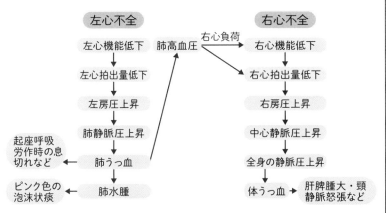

| 心不全 | なんらかの心機能異常によって、心臓のポンプ機能の低下をきたし、さまざまな症状を呈する状態 |

左心不全

左心機能低下 → 肺高血圧 → 右心負荷

左心拍出量低下

左房圧上昇

肺静脈圧上昇

肺うっ血 → 起座呼吸 労作時の息切れなど

肺水腫 → ピンク色の泡沫状痰

右心不全

右心機能低下

右心拍出量低下

右房圧上昇

中心静脈圧上昇

全身の静脈圧上昇

体うっ血 → 肝脾腫大・頸静脈怒張など

解剖生理学・病態生理やで！
—心臓がばてると肺にも影響が及ぶんや

🐼 今日のテーマは「心不全と肺水腫」や。

🧑 よろしくお願いします。

🐼 まず、心不全というのは「病態」を表す用語であって、病気（疾患）ではないことに注意な。

👦 といいますと？

🐼 心不全は、心臓自身の疾患はもとより、肺疾患・肺循環疾患、そしてそのほかに、例えば糖尿病や膠原病などが原因で、**心機能異常を起こし、全身の各臓器の酸素需要に対して心臓が十分な血液を供給できない状態になること**をいうわけや。

👦 なるほど。では先生、心臓自身の疾患や肺疾患には、どんなものがあるのですか？

🐼 心疾患で多いのが、**高血圧、虚血性心疾患、心臓弁膜症、心筋症、不整脈**なんかやな。肺疾患としては、**特発性肺動脈性肺高血圧症、慢性血栓塞栓性肺高血圧症、慢性閉塞性肺疾患（COPD）**なんかがある。

👧 心不全には、臨床経過、病態、左室収縮能、臨床像などによって、さまざまな分類があるのよ。

🐼 ほな、今回は臨床像による分類の、左心不全と右心不全の病態を説明していくわな。まず浜田君、肺循環と体循環の血液の流れはちゃんと頭に入っとるわな？

👦 まあ、一応国家試験をパスしましたから……。

🐼 この心不全の病態を考える際に参考になるのが、「交通渋滞」や。

👦 交通渋滞？

🐼 スムーズに流れている国道に、ある日突然道路工事が始まると、どうなる？ どうしてもその工事の手前から渋滞が起こるやろ？ そのイメージや。

👦 その交通渋滞の現場が、まさに心臓というわけですか？

🐼 そういうこっちゃ。まず、左心不全。左心不全を起こすということは左心機能の低下、つまり左心拍出量が低下してしまうわけやな。ここが、いわゆる交通渋滞の原因現場や。すると左室の拡張末期圧が上昇する。

👦 どんどん車が詰めてくる感じですね。

🐼 せや。で、現場の手前、つまり左房圧が上昇する。もうここからは

ドミノ倒し式や。左房の手前である肺静脈の圧力も上がる。すると
どうなると思う？

肺に血液が溜まると思います。

そういうこっちゃ。要するに、肺うっ血という状態やな（図3.3-1）。
ほな次に、右心不全はどうなるか。左心不全と同じように考えてい
ったらええ。まず、右心機能の低下が生じる。ここが交通渋滞の原
因現場や。それによって右心拍出量が低下する。すると、右房の圧
力が上昇や。次に右房の手前、臨床では中心静脈圧（CVP）と呼ん
どるけど、ここの圧力が上昇する。

ということは、全身の静脈圧が上昇することになりませんか？

その通りや。せやから、体うっ血を生じることになるんや（図3.3-2）。

なるほど。心臓の機能の低下によって、全身に影響が及ぶんですね。

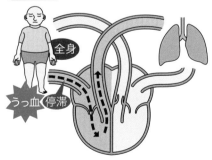

図 3.3-1 肺うっ血

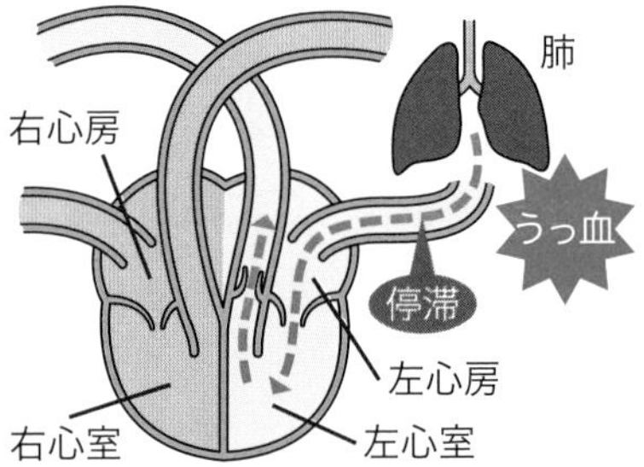

肺
右心房
うっ血
停滞
左心房
右心室
左心室

図 3.3-2 体うっ血

全身
うっ血 停滞

さっき、左心不全の話があったわよね。その病態の中で、肺うっ血が生じるという話があったわよね。この肺うっ血が慢性化すると、どうなると思う？

肺内の血圧が上がると思います。

そう。肺高血圧ね。つまり、肺が交通渋滞の状態になっているわけ。それでも頑張って右心は肺に血液を送り出そうとし続けるでしょ？でも、渋滞の中に無理矢理血液を送り出そうと頑張り続ける結果、さすがに右心の負担が重く、機能低下が生じるの。それによって、左心不全だけでなく**右心不全も併発すること**になるのよ。

解剖生理学の循環の話を理解してないとわからない病態ですが、一応僕にもわかります。そういうことになるわけですね。解剖って大事ですね。

　それでは先生、実際、左心不全や右心不全になると、どんな症状が出現するのですか？

まず、左心不全の症状やけど、**初期には息切れ**なんかがみられる。進行してくると、安静時の呼吸困難、起座呼吸や発作性夜間呼吸困難が出現してくる。

　ここで大事なんが、今回のテーマである肺水腫やな。

心臓の手前に肺がありますもんね。

左心不全によって、肺うっ血・肺高血圧が生じることは先に説明した。行き場を失った血液はどうにかしてどこかに逃げようとする。どこに逃げるかいうと、周りの比較的空いているスペースに逃げるわけや。

ということは、肺胞ということですか？

せや。肺胞は本来空気が入ったり出たりするためのスペースやけど、逃げ場を失った血液はそこに逃げていきよる。これを肺胞性肺水腫っていう。あと、肺には間質という比較的まばらな結合組織があるわけやけど、そこに水分が貯留するタイプもある。これを間質性肺水腫っていうんや（図 3.3-3）。

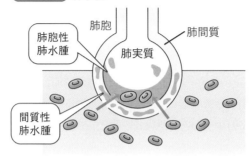

図 3.3-3 肺水腫

肺胞性
肺水腫

肺胞

肺間質

肺実質

間質性
肺水腫

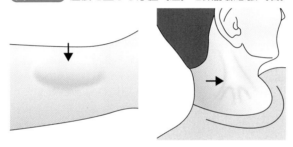

図 3.3-4 圧痕を生じる浮腫（左）と頸静脈怒張（右）

👩 水分だけでなく、赤血球も血管外へ漏出するの。すると、肺胞腔から気道→痰として喀出するときに、**ピンク色の泡沫状の痰**がみられるのよ。

🐼 患者さんは仰臥位やと循環静脈還流量が増えて、肺うっ血が増悪する。すると呼吸困難が増悪するわけや。せやから、医療者は**ファウラー位をとる**などの介助が必要になる。

　次に、右心不全の症状としては、体循環系のうっ血による症状が出る。ここで重要な所見として、**圧痕を生じる浮腫、頸静脈怒張**が外観から観察できる（図 3.3-4）。その他、**肝腫大、右季肋部痛、肝胆道系酵素（マーカー）上昇、食欲不振、悪心・嘔吐、胸水、腹部膨満感、（胸水や腹水による）呼吸困難、体重増加**などがみられる。

特に看護の視点として、浮腫や頸静脈怒張は皮膚表面から観察できるので、重要な所見やな。

治療と看護やで！
―心臓が弱りだしたら、少しでも負荷を軽くしてあげよう！

 ほな、治療の話にいくで。もちろん心不全いうても、いろんな分類、そして既往や重症度が患者さんによって異なるから、各種検査によってその評価をしっかりしたうえで治療が施されるわけや。例えば、臨床現場では慢性心不全の評価に用いられているフォレスター分類がある（図 3.3-5）。これは試験にも出やすいさかい、頭に入れといたほうがええ。

ちなみに、心係数（CI）というのは、熱希釈法などで求めた心拍出量を体表面積（身長と体重から算出）で割ることで求められるの。基準値は 2.6～4.2L/ 分 /m² よ。肺動脈楔入圧（PAWP）は、スワン・ガンツカテーテルというカテーテルを用いた血行動態の指標のこと。カテーテル先端の圧は、その先にある左房圧（LAP）とほぼ

図 3.3-5 フォレスター分類

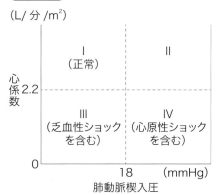

Forrester, JS. et al. Medical therapy of acute myocardial infarction by application of hemodynamic subsets（second of two parts）. N Engl J Med. 295, 1976, 1404-13.

等しくなるのよ。

なるほど。精密に心機能の測定が行われるわけだ。

そういうこっちゃ。基本的には動脈の血圧を下げることで、**後負荷を減らす**、また、多すぎる**循環血液量（前負荷）を減らす**ことが重要やな。そこで、まず薬物療法。血行動態や症状の改善には利尿薬、ANP（心房性ナトリウム利尿ペプチド）製剤などの血管拡張薬、硝酸薬、強心薬（ドーパミンやドブタミン）、心保護作用の ACE（アンジオテンシン変換酵素）阻害薬、ARB（アンジオテンシン受容体拮抗薬）、ARNI（アンジオテンシン受容体ネプリライシン阻害薬、MRA（ミネラルコルチコイド受容体拮抗薬）、β遮断薬などが用いられる。

ANP は、数少ない、心臓が分泌するホルモンだったわね。これは、**心臓への負荷に応じて血中濃度が上昇する**ので、**心不全の病態を反映する良いマーカーになる**の。だから、診断および重症度判定、治療効果の評価に有用な指標となるのよ。

基本的には、心臓への負担を軽くすることが目的ということですね。

せやな。非薬物療法としては、弁膜症や冠動脈病変が原因ならその治療を行う。不整脈が心不全の原因としてメインの場合は、植え込み型除細動器（ICD）、心臓再同期療法（CRT）、理学療法としての呼吸補助療法、運動療法などが考慮される。あと、体液貯留の解消を目的に薬物療法によるコントロールが効かん場合に、腎前性腎不全への対応として、血液透析により除水が行われることがある。

なんか、いろいろありますね。

ICD は、心室細動や心室頻拍発生時に通電するんや。心臓突然死の一次・二次予防に用いられる。CRT はペースメーカのリードを挿入し、調律を調整（ペーシング）する。これによって心室収縮のタイミングのずれを解消して、心拍出量を増加させるんや。

さらに、薬物で改善しないような重症例では、**大動脈内バルーンポンプ、経皮的心肺補助装置、循環補助用心内留置型ポンプカテーテ**

ル、補助人工心臓などの補助循環療法が行われるのよ。

あとは、基本的には心不全というのは進行性の病態やさかい、治療
オプションとしての心臓移植も選択肢には入る。

なるほど。心不全には心臓自身の中になんらかの原因があるはずな
ので、その原因を解決することが重要ですね。ただ、それを解決し
つつも、あるいは解決が難しい場合に、心臓にかかる負担を軽くす
るような管理をすることが大切なんですね。

　原因疾患や合併症の治療・予防もあわせて、ナースもしっかりと
医療チームの一員として、心不全の病状が悪化しないように、患者
さんと協力して治療に取り組んでいかないといけませんね。

ほなここで、看護師国家試験の過去問を1つ紹介しよか。どや、わ
かるか？

  看護師国試の過去問やで！

左心不全でみられる症状はどれか。（第111回 午後18問）

1.　肝腫大

2.　下腿浮腫

3.　起坐呼吸

4.　頸静脈怒張

これはわかります。「3」です。

正解や。よし、今日はここまで。

ありがとうございました。

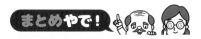 **まとめやで！**

心不全：心機能異常を起こし、全身の各臓器の酸素需要に対して心臓が十分な血液を供給できない状態になること

- 臨床像による分類：左心不全と右心不全

<u>左心不全</u>：左心機能の低下、左心拍出量が低下

- 症状：初期には息切れ、進行してくると安静時の呼吸困難、起座呼吸や発作性夜間呼吸困難、肺水腫（肺胞性肺水腫、間質性肺水腫）、ピンク色の泡沫状の痰の出現

<u>右心不全</u>：右心機能の低下、右心拍出量が低下

- 症状：頸静脈怒張、圧痕を生じる浮腫、肝腫大、右季肋部痛、肝胆道系酵素（マーカー）上昇、食欲不振、悪心・嘔吐、胸水、腹部膨満感、（胸水や腹水による）呼吸困難、体重増加

- 治療：

　①薬物療法：血行動態や症状の改善には利尿薬、ANP 製剤などの血管拡張薬、硝酸薬、強心薬。心保護作用の ACE 阻害薬、ARB、ARNI、MRA、β遮断薬

　②非薬物療法：弁膜症や冠動脈病変の治療、植え込み型除細動器（ICD）、心臓再同期療法（CRT）、呼吸補助療法、運動療法

　重症例では、大動脈内バルーンポンプ、経皮的心肺補助装置、循環補助用心内留置型ポンプカテーテル、補助人工心臓などの補助循環療法、心臓移植

4 深部静脈血栓症と 肺血栓塞栓症

深部静脈血栓症と肺血栓塞栓症の図解やで！

病　態	深部静脈に血栓を生じる状態
好発部位	下肢
リスク因子	手術や外傷、長期臥床中、静脈カテーテル留置、妊産婦、悪性腫瘍
進　行	血栓が血中に乗ると、下肢静脈→内腸骨静脈→総腸骨静脈→下大静脈→右心房→右心室→肺動脈へと進み、肺動脈を詰まらせる（肺血栓塞栓症）

解剖生理学・病態生理やで！—なんで血栓ってできるんやろ？

🐼 循環器の最後のテーマは、「深部静脈血栓症と肺血栓塞栓症」や。

🧑 よろしくお願いします。

🐼 血栓と塞栓、血栓症と塞栓症、それぞれ意味が違うわけやけど、これは『なんでやねん！根拠がわかる解剖学・生理学 要点50』(p.181) で扱こうてるさかい、もしよかったらそれも参考にしてな。

🧑 僕、持っています。ちゃんと予習してきましたよ！

おっ、偉いやんか。深部静脈血栓症やけど、深部血管というのはその名の通り、皮下組織ではなく、筋膜よりも深いところ、つまり筋肉と筋肉の間のような奥深い部分を通る血管のことやな。静脈は表在静脈と深部静脈に分類されるが、動脈のほとんどは深部を走行する。

静脈は動脈と違って、表層にも走っていますもんね。

で、その**深部の静脈系に血栓が生じるもの**を**深部静脈血栓症**とよぶ。

ちなみに、血栓は下肢にできることが多いのよ。

で、もしその血栓が動き出して血流に乗ったらどうなると思う？

血栓のできた部分よりも、細い血管の部分で詰まってしまいますね。

せや。それはどこになる？

下肢に血栓ができたとして、それが動き出すと……大腿静脈→外腸骨静脈→総腸骨静脈→下大静脈→右心房→右心室→肺動脈……。

ああ！肺ですね！

そういうこっちゃ。肺というより、肺動脈やな。右心室まではええ。それより先の肺動脈は肺の中に入ってからは分岐を繰り返し、どんどん細くなる。そうすると、さっき言うてくれたように、血栓が詰まってしまうわけやな。

この状態を**肺血栓塞栓症（PTE）**とよぶのよ。

肺血栓塞栓症が起こると、どうなるのですか？

突然の呼吸困難をきたすことになる。

そもそも、なぜ血栓ができるのでしょう？

ええか。血液というのは、スムーズに流れてないと固まる性質があるんや。それは血管の中でもや。なんらかの要因で、もし血液がスムーズに流れなくなったら、そこに血栓ができる可能性がある。これは、健康な人でも起こり得るんや。

そのなんらかの要因というのは、**長時間の同一の姿勢、長期臥床中、手術や外傷、静脈カテーテル留置、妊産婦、悪性腫瘍**なんかが考えられるわ。基本的には、**血流停滞、血管内皮傷害、血液凝固能亢進**、これを**ウィルヒョウの3成因**というのだけど、これらが血栓形成に

関わっていると考えられているの。

長期臥床や長時間の同一姿勢、妊娠、あるいは下肢静脈瘤があると、筋ポンプの作用が弱くなり、血流が停滞しやすくなる。すると、血栓形成が起こりやすくなるんや。

飛行機などの長時間の移動で発症する肺動脈血栓塞栓症は、エコノミークラス症候群、またはロングフライト症候群と呼ばれているの。知ってる？

はい、聞いたことあります。僕は以前、ヨーロッパに行ったことがあるのですが、確か関西国際空港からオランダのスキポール空港まで、10時間くらいかかりました。エコノミーで行ったから、狭いところにじっとしていましたけど、血栓形成が心配だから、等尺運動をしたり、トイレに行ったりして極力足を動かすようにしていました。

深部静脈血栓症による肺血栓塞栓症が初めて注目されたんは、実は災害が起きたときなんや。2004年の新潟県中越地震のことは覚えとるか？

いや、ほとんど記憶にないです。

そこではな、肺血栓塞栓症による死者が4名出たんやけど、これは車中泊が深部静脈血栓の形成を招いてしもたと考えられとる。

車中だと、どうしても運動制限の状態になりやすいし、避難所だと何時間、何日も避難生活を余儀なくさせられるものね。

せやな。最近では車中泊だけでなく、避難所生活自体にも深部静脈血栓症との関連が指摘されとる。避難所では、段ボールあるいは薄っぺらい毛布の上に雑魚寝やからな。

本当に避難生活って大変ですもんね。僕の親も、阪神・淡路大震災で被災しました。災害はいつ、どこで起こるかわからない。だからこそ、日ごろの備えが大切になりますね。

ところで先生、なぜ血栓は下肢にできやすいのですか？

下肢といっても、どちらかと言えば**左下肢にできやすい**。なんでやいうとな、左総腸骨静脈の前面には右総腸骨動脈が走行しとるから、

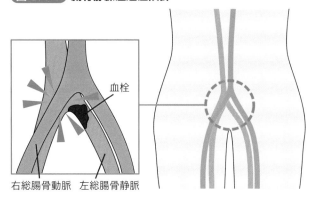

図 3.4-1 腸骨静脈圧迫症候群

血栓

右総腸骨動脈　左総腸骨静脈

　左総腸骨静脈が右総腸骨動脈と仙骨に挟まれて圧迫されて血流停滞が起こることがあるからなんや（図3.4-1）。せやさかい、血栓は左側にできやすいといえる。

このようなメカニズムで生じた血栓による閉塞病態を、腸骨静脈圧迫症候群というのよ。

あと、深部静脈血栓症では、**下肢の腫脹、表在静脈の怒張、うっ血による皮膚の色調変化**がみられる。色調は患者によってまちまちで、青紫色や赤紫色が多いかな。そして経過とともに、浮腫をきたすわけや。

血栓ができると、血液の行き場がなく、間質へと移動するからですね。

そういうこっちゃ。

治療と看護やで！—一度血栓ができてもうたら大変や！

治療としては、深部静脈血栓症（DVT）では早期に診断・治療を行って、**肺血栓塞栓症の発症を予防することが重要**なわけや。DVTが疑われたら、血液検査や画像診断（通常は造影CTや下肢血管エコー）を行って診断を確定させなあかん。治療は、肺血栓塞栓症の予防、血栓の進行抑制、血栓の除去・溶解を目的として行われる。

一般的には薬物療法やな。抗凝固療法としてのヘパリン静注、ワルファリン、直接経口抗凝固薬（通常はここまででなんとかなる、つまりやがて血栓は溶ける）、血栓溶解療法としてのウロキナーゼの静注や。

その他の方法として、下大静脈フィルター留置術というのも覚えておいて。**下半身から心臓に向かう下大静脈にフィルターを留置**する。すると、下肢静脈で形成された血栓が流れてきても、そのフィルターで捕獲でき、血栓の肺への移動を防ぐことができるのよ。フィルターの材質にはさまざまなものがあるのだけど、一時的に留置して、必要がなくなれば取り出せるタイプと、永久に体内に留置するタイプがあるのよ。これは用途によって使い分けられるわ。

まあとにかく、DVT が疑われた場合、PTE の合併を防がなあかん。肺血栓塞栓症を発症した場合の死亡率は 12%ほどといわれとるから、いかに DVT の早期発見・治療・予防が大切かがわかるやろ。

先生、もしも PTE を合併したらどうなるのですか？

突然の呼吸困難と胸痛、頻呼吸、頻脈なんかの症状が出る。病態生理としては、血栓が肺動脈を閉塞することで、**肺血管床が低下し、肺血管抵抗の上昇、肺動脈圧の上昇、そして急性の肺高血圧**が起こる。あるいは血栓から神経液性因子の放出がなされ、**気管支の攣縮、血管の攣縮が起こり、換気血流比不均等**が生じる。すると、低酸素血症が生じるわけや。さらに、肺高血圧によって、その下流にある**心臓に負担がかかり、右心不全を併発する**こともある。

ちなみに、COVID-19 の重症例では、高率に PTE を発症したというデータがあるわ。

そうなんですか！ とにかく、深部静脈に血栓ができることを防ぐことが、何より大切になりますね。

せや。特に手術後は、早期離床、下肢の運動、弾性ストッキング装着（図 3.4-2）、間欠的空気圧迫法（図 3.4-3）などが重要になるな。

凝固亢進の抑制の意味で、抗凝固療法の継続と十分な水分補給も重

図 3.4-2

弾性ストッキング

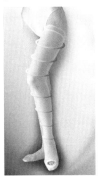

コンプリネットプロ
（テルモ株式会社）

図 3.4-3 間欠的空気圧迫装置

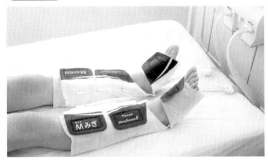

ベノストリーム II （テルモ株式会社）

要よ。

 ほな、ここで看護師国家試験過去問を1つ紹介しよか。どや、わかるか？

看護師国試の過去問やで！

> 下肢静脈血栓によって塞栓が起こる可能性があるのはどれか。
>
> （第100回 午前80問）
>
> 1.　腎動脈
> 2.　肺動脈
> 3.　大腿動脈
> 4.　椎骨動脈
> 5.　中大脳動脈

これは大丈夫です。「2」です！

正解や！ これは、今回の話を聞いていればわかるわな。よし、今日はここまで！

手術後はどうしても安静にしたほうがよいと考えてしまいがちですが、そうではなく、極力患者さんには早期に歩行、あるいは床上での運動をしてもらったほうがよいということですね。なんといっても、PTE を起こさせないことが重要ですね。今日も勉強になりました！

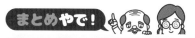 **まとめやで！**

深部静脈血栓症（DVT）：深部の静脈系に血栓が生じるもの

・血栓は（左）下肢にできることが多い

・下肢に血栓ができた場合、それが動き出すと、大腿静脈→外腸骨静脈→総腸骨静脈→下大静脈→右心房→右心室→肺動脈の順に流れ、肺動脈を詰まらせる場合がある

・深部静脈血栓症では、下肢の腫脹、表在静脈の怒張、うっ血による皮膚色調変化がみられる

肺血栓塞栓症（PTE）：肺動脈で生じる血栓による塞栓症

・症状：突然の呼吸困難と胸痛、頻呼吸、頻脈

・病態：肺血管床が低下し肺血管抵抗が上昇→肺動脈圧の上昇→急性の肺高血圧。血栓から神経液性因子の放出→気管支の攣縮、血管の攣縮→換気血流比不均等が生じる→低酸素血症

・血栓が起こる要因：長時間の同一の姿勢、長期臥床中、手術や外傷、静脈カテーテル留置、妊産婦、悪性腫瘍

・ウィルヒョウの3成因：血流停滞、血管内皮傷害、血液凝固能亢進

・治療：

　①薬物療法：抗凝固療法としてのヘパリン静注、ワルファリン、直接経口抗凝固薬、血栓溶解療法としてのウロキナーゼの静注

　②下大静脈フィルター留置術

・予防：手術後、早期離床、下肢の運動、弾性ストッキング装着、間欠的空気圧迫法、その他、抗凝固療法の継続と十分な水分補給など

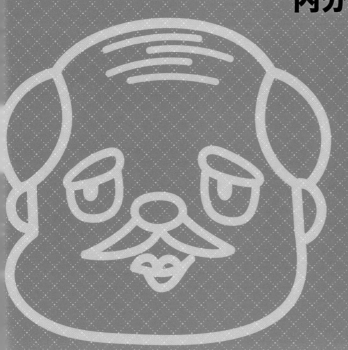

第４章
内分泌・代謝

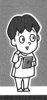

1 バセドウ病（甲状腺機能亢進症）と橋本病（甲状腺機能低下症）

バセドウ病と橋本病の図解やで！

バセドウ病
TSH 受容体抗体（TRAb）が
持続的に TSH と結合
↓
持続的に甲状腺を刺激
↓
甲状腺ホルモン（T_3・T_4）
の分泌過剰
（甲状腺機能亢進）

橋本病
抗 TPO 抗体、抗 Tg 抗体が
甲状腺の濾胞上皮細胞を攻撃
（免疫学的機序により障害）
↓
慢性甲状腺炎
↓
甲状腺機能低下
↓
甲状腺ホルモン（T_3・T_4）
の分泌低下

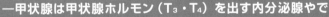

解剖生理学・病態生理やで！
―甲状腺は甲状腺ホルモン（T_3・T_4）を出す内分泌腺やで

今日のテーマは、「バセドウ病（甲状腺機能亢進症）と橋本病（甲状腺機能低下症）」やな。

どちらも甲状腺に関する疾患ですね。甲状腺は確か、喉仏、つまり**甲状軟骨の下に位置する臓器**でしたね。

せや。ここから出る甲状腺ホルモンは全身に影響を及ぼすさかい、分泌過剰や低下が起こると、さまざまな症状が出てくるわけや。それで、分泌過剰の代表格がバセドウ病、分泌低下の代表格が橋本病

ということになるな。

了解です。

ほな、まずはバセドウ病から。バセドウ病の原因は、**甲状腺に対する自己抗体**ができることや。もう少し詳しくいうと、甲状腺ホルモンは上からの指令によって分泌されるわな？

はい。確か、下垂体前葉から出る甲状腺刺激ホルモン（TSH）です。

せや。その甲状腺刺激ホルモンの受容体が甲状腺にあるわけやけど、これを TSH 受容体という。この TSH 受容体に、なんらかの原因でできてしもた**自己抗体がくっつく**わけや。

すると先生、受容体がブロックされてしまって、むしろ甲状腺ホルモンの分泌が抑制されるのではないですか？

それがちゃうんや。この自己抗体がくっつくことによって、むしろ**活性化される**んや。つまり、TSH が TSH 受容体にずっとくっついたような状態と似た状況になるんやな。せやから、甲状腺ホルモンが出っぱなし、つまり**分泌過剰になる**わけや（図 4.1-1）。

自己抗体がくっつくことによって、むしろ活性化されることがあるのですね。

そしたら、いろいろな症状が出るわけや。メルゼブルク三徴とよば

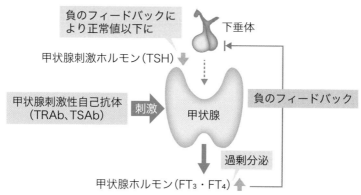

図 4.1-1 ▶ バセドウ病の機序

れる、**びまん性甲状腺腫、眼球突出、頻脈**は重要や。その他、**動悸、息切れ、収縮期血圧の上昇、体重減少、筋力低下、食欲亢進、排便回数増加、発汗過多、手指振戦**などが現れるわけや。大ざっぱに言うと、交感神経優位になった症状に似てる。

疫学的には、甲状腺疾患は**女性に多い**の。バセドウ病で男女比は1：3〜5、橋本病で1：10〜30、好発年齢は20〜40代よ。

逆に、橋本病の場合は、**耐寒性低下（寒がり）、皮膚の乾燥、発汗減少、圧痕を残さない浮腫、体重増加、筋力低下、心拡大、徐脈、低血圧、便秘、食欲低下、傾眠、動作緩慢**などなど、さまざまな症状が出てくるんや。

圧痕を残さない浮腫というのは、粘液水腫とよばれるムコ多糖類の沈着が原因よ。腎臓病、肝硬変、心不全などで生じる浮腫の場合は、圧痕を残すタイプのほう。その違いを覚えておいてね。

この橋本病の病態生理としては、慢性甲状腺炎、つまり慢性的に甲状腺に炎症が生じることで**甲状腺ホルモンの低下**が起こるわけやな（図4.1-2）。

血中に甲状腺の**自己抗体（抗Tg抗体、抗TPO抗体）**が証明される臓器特異的自己免疫疾患の代表よ。この疾患は中年の女性に多いの。

図4.1-2 橋本病の機序

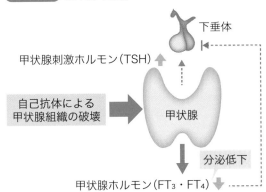

超音波検査で、びまん性甲状腺腫大がみられるのよ。

ほな、バセドウ病の治療の話や。まずは、抗甲状腺薬（チアマゾール、プロピルチオウラシル）の投与やな。

ただし、この薬は重症副作用の無顆粒球症が発生することがあるので、その場合は直ちに投薬を中止するの。白血球数と顆粒球数が激減して $500/\mu$L 未満になると、感染症を併発する危険があって、重篤化しやすいの。だから、定期的に顆粒球数を測定する必要があるのよ。

重要なことですね。覚えておきます。

そのほかには、放射性ヨード内用療法いうてな、放射線をラベルしたヨードを経口投与して、甲状腺を破壊する方法があるんや。ヨードは甲状腺に蓄積されるという性質を用いた巧みな方法やな。抗甲状腺薬で寛解せん場合や、副作用で抗甲状腺薬が使用できん場合なんかは、外科的治療になる。つまり、甲状腺（亜）全摘術やな。

（亜）って何ですか？

甲状腺の組織を一部残すってこっちゃ。

術後合併症として、**反回神経麻痺**が起こることがあるの。反回神経は気管の両側に沿うように走る、つまり両側とも甲状腺に近い。反回神経麻痺が起こると、**声帯麻痺から嗄声や誤嚥**を生じることがあるのよ。

次は橋本病の治療やな。機能が正常で甲状腺腫（甲状腺が腫大していることを意味し、腫瘍ではないので、胸腺腫と区別）のみがある場合は、甲状腺ホルモンの量が足りてるさかい、経過観察やな。けど、**機能低下がみられた場合は甲状腺ホルモン（T₄製剤）の投与**になるわけや。

甲状腺ホルモンは心機能亢進に働いて心臓に負荷がかかるので、高

齢者などでは、薬物治療前に心電図で虚血性心疾患や心房細動の有無を確認しておくことが重要よ。

まあ話はこれでしまいや。ほな、最後に看護師国家試験の過去問を1つ紹介しよか。どや、わかるか？

 看護師国試の過去問やで！

> 甲状腺ホルモンの分泌が亢進した状態の身体所見について正しいのはどれか。2つ選べ。（第107回 午後86問）
>
> 1. 徐　脈
> 2. 便　秘
> 3. 眼球突出
> 4. 皮膚乾燥
> 5. 手指振戦

これは、「3」と「5」ですかね〜。

正解よ。甲状腺ホルモンの分泌が亢進した状態での身体所見には、甲状腺腫、眼球突出、頻脈、動悸、息切れ、倦怠感、発汗、手指の振戦、体重減少などがあるのよ。

わかりました。しっかり覚えておきます。

よし。今日はここまで。

今日もありがとうございました。

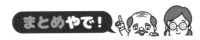

バセドウ病：自己抗体により TSH 受容体が活性化され、甲状腺ホルモン分泌過剰状態となる（甲状腺機能亢進）

・症状：メルゼブルク三徴（びまん性甲状腺腫、眼球突出、頻脈）、動悸、息切れ、収縮期血圧上昇、体重減少、筋力低下、食欲亢進、排便回数増加、発汗過多、手指振戦など

・疫学的には女性に多い（1：3～5）

・治療：抗甲状腺薬（チアマゾール、プロピルチオウラシル）の投与（ただし、重症副作用の無顆粒球症に注意）。放射性ヨード内用療法、外科的治療（術後合併症として、反回神経麻痺が起こることがある）

橋本病：自己抗体（抗 Tg 抗体、抗 TPO 抗体）により慢性的に甲状腺に炎症が起こる（慢性甲状腺炎）。その結果、甲状腺ホルモンの低下が起こる（甲状腺機能低下）

・症状：耐寒性低下（寒がり）、皮膚の乾燥、発汗減少、浮腫（圧痕を残さない）、体重増加、筋力低下、心拡大、徐脈、低血圧、便秘、食欲低下、傾眠、動作緩慢など

・疫学的には女性に多い（1：10～30）

・治療：機能低下がみられた場合は甲状腺ホルモン（T₄ 製剤）の投与

2 糖尿病とその合併症

糖尿病とその合併症の図解やで！

糖尿病

1型糖尿病

好発：小児〜思春期
割合：5〜10％
成因：自己免疫・遺伝因子
病態：インスリン分泌障害

2型糖尿病

好発：中高年、正常〜肥満体型
割合：90％以上
成因：遺伝因子・生活習慣・家族歴
病態：インスリン抵抗性

高血糖

合併症
腎症、網膜症、神経症など

解剖生理学・病態生理やで！
―糖尿病は尿に糖が出るけど、それが病気の根本原因ちゃうで

今日のテーマは「糖尿病とその合併症」や。本題に入る前にちょっ
と基礎知識を確認しとこか。血糖値の調節にはホルモンが欠かせん

わけやけど、なかでも血糖上昇ホルモンと血糖下降ホルモンが大事や。それぞれ、何というホルモンが関わるか、わかるか？

血糖上昇ホルモンは確か、いくつかあったはず……。ん〜〜。

グルカゴン、アドレナリン、ノルアドレナリン、コルチゾール、成長ホルモン、甲状腺ホルモンなどよ。これらはインスリン拮抗ホルモンとよばれるのよね。

そんなにたくさんあるのですね。でも確か、**血糖下降ホルモンはインスリンだけだったような**……。

その通りや。

でも、なぜ血糖上昇ホルモンはたくさんあるのに、下降ホルモンはインスリンだけなのでしょうか。

はっきりとした理由はわからないのだけど、人間がこれまで古代から現代まで生きてきた中で、満腹状態と空腹状態のどちらが常態だったかといえば、きっと空腹状態だったはず。すると、獲物の狩りをするときなど、一時的に血糖を上げる必要があった。だから、血糖を上げる生理機能が発達したわけね。逆に、満腹状態というのはほとんどなかったから、血糖を下げる機会ってそんなになかったわけ。結果的に、インスリンだけが唯一、血糖下降ホルモンとして残ったのでしょう。でも、現代は飽食の時代。逆に血糖が上がる場面のほうが多くなって、これが糖尿病の発症へと結びついた。なんとも皮肉なことね。

なるほど。そういうことだったんですね。

ほな、本題の糖尿病の病態の話にうつろか。本来正常なら、血糖値が上昇したときにインスリンの分泌量が上昇し、肝臓や筋肉、脂肪細胞へとグルコースが取り込まれるわな。

はい。だから、血糖値が下がるわけですね。

せやな。ところがや。その**インスリンが分泌されなくなる**（インスリン分泌障害）、もしくはインスリンは分泌されとるんやけど、**インスリンを受け取る側の問題でインスリンの作用が効かなくなってし**

もうたら（インスリン抵抗性）、どうなるか。

血糖値が下がらない、つまり、高血糖状態が続くことになりますね。

そういうこっちゃ。ワシの経験で以前看護学生に教えとった頃、糖尿病の病態で何が一番問題なのかを尋ねたとき、ほとんどの学生は、「尿に糖が出ること」と答えとった。まあ糖尿病という名前が付いとる以上、やむを得ん部分もあるけど、そうやなくて、「血糖値が高くなってしまうこと」が一番の問題なんや。

確かに僕も最初そう思っていました。先生、高血糖状態が続くとどうなるのですか？

高血糖になっても初期としては無症状やけど、これが慢性的に続くといろいろな合併症が出てくることになる。浜田君、糖尿病の三大合併症は何か知っとるか？

網膜症、腎症、神経症です。

よし。よう覚えとった。もっと詳しくいえば、網膜症やと視力の低下によって失明することもある。腎症やと腎不全が進行し、最終的には透析治療になる。神経症やと自律神経障害として無自覚性低血糖やED、末梢神経障害として感覚異常などが出現し、足病変、つまり足壊疽が起こって足の切断となってしまうこともあるんや。

その他の**急性合併症**として、**糖尿病ケトアシドーシスや高浸透圧高血糖症候群**となり、重大な障害が残ったり、死亡することもあるのよ。あとは、大血管に動脈硬化が生じやすくなり、**虚血性心疾患や脳梗塞などの脳血管障害、閉塞性動脈硬化症を発症する**こともあるし、高血糖が**免疫力を低下させる**ことで感染しやすくなって、**感染症や歯周病、足壊疽**が生じることもあるの。

血糖値が高くなることで、こんなにも合併症って起こり得るのですね。

そういうこっちゃ。だから糖尿病は絶対に放置してはいかん。さて、ほな糖尿病の分類についてみていこか。糖尿病は成因によって、1型、2型、その他の疾患によるもの、ほんでもって妊娠の4つに分類される。ここでは1型と2型について説明するわな。

1 型糖尿病は膵臓の β 細胞の破壊によって、インスリン分泌が急速かつ不可逆的に低下することで高血糖となるんや。

先生、どうして β 細胞の破壊が起こるのですか？

いわゆる自己免疫疾患としての自己抗体の存在による**自己免疫が原因となる場合**もあるけど、自己抗体の検出ができん**特発性**もあるな。

インスリン分泌が急速に低下とおっしゃいましたが、何か症状はあるのですか？

もちろんや。**多尿、口渇、多飲、体重減少、あるいは糖尿病ケトアシドーシスによる体のだるさ**なんかが出現してくる。高血糖状態というのは尿糖が高くなるから、それだけ尿に水分が引き込まれる。つまり、尿量が多くなるから脱水症状を呈するわけや。体重減少は、インスリン減少によって細胞が糖を取り込めないために起こる現象と考えられとる。

1 型糖尿病の原因としては、遺伝要因、ウイルス感染などの環境要因が引き金となって、自己免疫異常が生じるからだと考えられているのよ（**表 4.2-1**）。

次に、2 型糖尿病の病態や。2 型糖尿病は糖尿病全体の約 9 割を占めるから、そういう意味では臨床上重要やな。2 型糖尿病の発症には、**インスリン分泌障害とインスリン抵抗性に関わる遺伝子の関与**、それから**生活習慣に起因する環境因子**も大きく関与しとると考えられとる。

先生、環境因子というのはどんなものですか？

肥満、過食、高脂肪食、運動不足、ストレス、加齢なんかがあるかな。

なるほど。では、インスリン分泌障害とインスリン抵抗性ってどうやって見分けるのですか？

ええ質問や。インスリン分泌障害型優位の人の体型は正常〜軽度肥満が多いんやけど、先天的なインスリン分泌障害がある人が、そこに肥満が加わることでインスリン抵抗性が加わって糖尿病を発症す

表 4.2-1　1 型糖尿病と 2 型糖尿病の特徴

	1 型糖尿病	2 型糖尿病
割合	およそ 5〜10%	およそ 90%以上
患者の特徴	・主に小児〜思春期 ・正常〜やせ	・主に中高年 ・正常〜肥満体型が多い
成因	自己免疫・遺伝因子など	遺伝因子・生活習慣
家族歴	少ない	高頻度にあり
インスリン分泌障害	高度	軽度〜中等度（さまざま）
インスリン抵抗性	なし	あり（程度はさまざま）
糖代謝異常の進行	改善することなく進行することが多い	インスリン非依存状態であれば境界領域まで改善することもある
症状（口渇、多飲、多尿、体重減少）の進行	多くは急激に症状が出現	緩徐に進行し、自覚症状がないまま長期間経過することが多い
昏睡	糖尿病ケトアシドーシスが多い	高浸透圧高血糖症候群が多い
インスリンの必要性	・最終的に依存性となる ・初期は非依存性のこともある	・重症化すれば依存性となる ・非依存性が多い

医療情報科学研究所. 病気がみえる vol.3 糖尿病・代謝・内分泌. 第 5 版. メディックメディア, 2019, p.13 より一部改変.

るパターンが考えられる。一方、インスリン抵抗性優位の人は高度な肥満で発症する例が多いんや。このタイプは先天的にはインスリン分泌障害は軽度やけど、過食なんかで高度の肥満となり、高度のインスリン抵抗性が生じると発症すると考えられとる。

 ちなみに、両者の中間型というのもあるのよ。

 けっこう複雑ですね。ただ、結論としては、高血糖をまねくことは一致しているんですね。

🐼 日本人は欧米人に比べて糖尿病になりやすいといわれとる。なんで やいうたら、日本人のインスリン分泌能は欧米人（白人）のほぼ半 分とされとるからなんや。

治療と看護やで！―とにかく血糖コントロールが大事や

🐼 1型糖尿病の治療としては、**直ちにインスリン療法を開始**すること や。それに加えて、**食事と運動療法**が行われる。

🧑 1型糖尿病って小児に多いですよね。インスリン注射は自分でする のですか？

🐼 せや。健康な人と変わらない普通の生活ができるよう、小児であっ ても自分でインスリン注射ができるように指導するわけや。そうい う意味では、看護師の役割は重要やな。注射するタイミングの基本 は、**朝、昼、夕食の前の3回と、寝る前または朝食前の合計4回**や。

👩 病態や病状が改善してきたら、インスリンの投与回数や量を見直し つつ調整するのよ。ただ、1型糖尿病は血糖コントロールが難しく て、インスリンの投与量が多かったり、運動量によってはインスリ ンの効果に影響が出てしまって低血糖を起こしやすいの。だから、 日中はブドウ糖を迅速に摂取する意味でブドウ糖入りのアメちゃん や二糖類が入っているジュースなんかを持ち歩いて、少しでも低血 糖症状が出たら口にできるようにしておくことが大事ね。

🐼 ほな、2型糖尿病の治療の話にいくわな。これもやはり血糖コント ロールを図って、合併症を予防することが大事や。2型糖尿病は1型 糖尿病と違うて進行が緩徐やさかい、発症しても長期間自覚症状が なく、気づかれにくい。たとえ早期に診断されたとしても本人は自 覚症状がないから、受診や治療を中断することが多いんや。でも、 その間にも刻々と合併症は進行していく。それでやっと自覚症状に 気づいて受診した頃には、もう合併症がある程度進行しとるという こともよくあるこっちゃ。そういうことを医療者も覚えとかなあかん。

🧑 大切なことですね。血糖値やHbA1cの値が重要になってきますね。

CHAPTER 4

内分泌・代謝 ── 2 糖尿病とその合併症

血糖値：空腹時≧126mg/dL、OGTT 2 時間≧200mg/dL、随時血糖≧200mg/dL、HbA1c≧6.5%ね。

治療については、まず**インスリン非依存状態の段階では、食事療法、運動療法、その他禁煙や禁酒が主体**となる。それでもコントロールが難しくなってきた場合は、**食事療法と運動療法に加えて、薬物療法の経口血糖降下薬を使わ**ないかん。

それでもダメな場合は？

食事・運動療法に加えて、経口血糖降下薬増量か併用、それと**インスリン療法への変更や GLP-1 受容体作動薬への変更**も考慮されるわな。

先生、GLP-1 受容体作動薬ってどんな効果があるのですか？

膵臓のβ細胞に作用してインスリン分泌を促すとともに、α細胞（グルカゴン分泌細胞）の働きを抑制することで、血糖値の上昇を抑える効果があるんや。

それでもダメな場合はどうなりますか？

やはり生活習慣の改善を継続しつつ、**強化インスリン療法**やな。

そこまでにならないように、しっかり生活習慣で改善していけたらいいですね。ちなみに先生、食事というのはどういうことに気をつければいいのですか？

これは、管理栄養士さんの力が重要になってくる。**摂取エネルギーの制限、単純糖質制限、食物繊維の摂取、脂質・タンパク質制限**などやな。

なんか、食べられるものがほとんどなくなりそう……。僕の祖母も 2 型糖尿病の食事指導を受けていましたが、本当にみすぼらしい感じでした。本人は食べた気がしないといっていました。

まあ、それはそうやな。腎臓疾患もすごく厳しい食事制限がある。でも、合併症を予防するためにも必要やということを、しっかり患者さんに理解してもらわなあかん。

運動にはどんな効果があるのですか？

🐼 筋肉細胞に糖を取り込む割合を上げ、エネルギーを燃焼させる、そして何より運動の継続によって**インスリンの感受性を上げる**ことが狙いや。

👩 ただ、運動療法を禁止するか、制限したほうがいい人もいることは覚えておいてね。例えば、血糖コントロールが極端に悪い（空腹時血糖250mg/dL以上、または尿ケトン体中等度以上陽性）、心肺機能に異常がある、高度の自律神経障害がある、第3期以降の腎障害がある人などが当てはまるわ。

🐼 経口血糖降下薬には、本当にさまざまな種類があるんや。それぞれ作用点が違うわけやけど、当然副作用もある。看護師は患者に近い立場にいるから、患者の状態を常に確認するとかのコミュニケーションが重要になってくるな。

　よし、ここで看護師国家試験の過去問を1つ紹介しよか。どや、わかるか？

看護師国試の過去問やで！

糖尿病神経障害で正しいのはどれか。（第104回 午後30問）
1. 運動神経は温存される。
2. 感覚障害は中枢側から起こる。
3. 三大合併症の中では晩期に発症する。
4. 自律神経障害は無自覚性低血糖に関与する。

🐼 これは、消去法で「4」ですかね〜。

👩 まあ、いちおう正解よ。自律神経障害になると、低血糖に先行して起こる、振戦、動悸、頻脈などの自律神経症状がないまま、意識レベルの低下、意識消失などの中枢神経症状が出るの。この病態を無自覚性低血糖というのよ。

ほな、今日はここまでにしとこか。

今日もたくさん学びました。ありがとうございました。

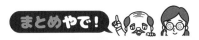

- 血糖上昇ホルモン：グルカゴン、アドレナリン、ノルアドレナリン、コルチゾール、成長ホルモン、甲状腺ホルモンなど
- 血糖下降ホルモン：インスリンのみ

糖尿病の病態

- 1型糖尿病：膵臓のβ細胞の破壊によりインスリンが分泌されなくなる（インスリン分泌障害）
- 2型糖尿病：インスリン分泌障害、インスリン分泌障害は軽度であるが感受性が低下（インスリン抵抗性）
- 結果：高血糖状態の持続
- 糖尿病三大合併症：網膜症、腎症、神経症
- その他の合併症：糖尿病ケトアシドーシス、高浸透圧高血糖症候群、動脈硬化、免疫力の低下（→感染症や歯周病、足壊疽）

糖尿病の治療

1型糖尿病：直ちにインスリン療法を開始。それに加えて、食事と運動療法

2型糖尿病：インスリン非依存状態の段階では、食事療法、運動療法、その他禁煙や禁酒が主体。コントロールが難しくなってきた場合は、食事療法と運動療法に加えて薬物療法の経口血糖降下薬を使用。

それでもコントロールが難しくなってきた場合、食事・運動療法に加え、経口血糖降下薬増量か併用またはインスリン療法への変更やGLP-1受容体作動薬への変更も考慮。それでもコントロール困難な場合は、強化インスリン療法

CHAPTER 5

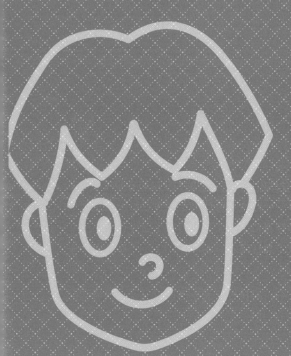

第 5 章
腎・泌尿器

1 急性腎障害と慢性腎臓病

急性腎障害（急性腎不全）と慢性腎臓病の図解やで！

腎不全
（腎機能障害）

急性腎障害 （急性腎不全）	慢性腎臓病 （慢性腎不全）
進行：急激（数時間～数日） 原因：腎前性・腎性・腎後性 予後：可逆的であることが多い 　　　が、慢性腎臓病に移行する 　　　ことがある	進行：緩徐（数カ月～数年） 原因：糖尿病、IgA腎症、膜性 　　　腎症、巣状分節性糸球体硬 　　　化症、膜性増殖性糸球体腎 　　　炎、腎硬化症など 予後：不可逆的。徐々に進行

解剖生理学・病態生理やで！
—腎臓の働きはぎょうさんあるさかい、ここが悪くなるとえらいこっちゃ～

今日のテーマは「急性腎障害と慢性腎臓病」や。

先生、腎不全という病名と今回のテーマとの関わりはあるのですか？

せやな。腎不全というのは、いわゆる腎機能が障害された状態というわけやけど、以前は病態経過によって急性腎不全と慢性腎不全に分けとった。でも最近では、急性腎不全を急性腎障害、慢性腎不全を慢性腎臓病の疾患概念に含めるようになってきたんや。

なんだか、ややこしいですね。急性にしても慢性にしても腎機能が

低下するとさまざまな症状が出ると思うのですが、例えばどんなものがありますか?

腎臓には、①老廃物の除去、②水・電解質、酸塩基平衡の調節、③内分泌器官としての役割があるわけやから、そのすべてに影響を受けることになるわな。

それは大変なことになりますね。

①については、高窒素血症、代謝性アシドーシス、意識障害、全身倦怠感、食思不振、悪心・嘔吐などの症状が出ることが考えられるし、②については、浮腫、高血圧、心不全、高カリウム血症、不整脈、高リン血症、③については、低カルシウム血症、腎性貧血、高血圧などが出てくるわね。

ほな、急性腎障害（AKI）の病態についてみていこか。これは、数時間〜数日という短い期間に起こる急激な腎機能低下によって、体液の恒常性維持機構が破綻し、さっき言うたようなさまざまな症状に加え、乏尿が特徴や。原因によって、腎前性、腎性、腎後性に分類され、それぞれに特有の症状も出現するんや（図5.1-1）。

その3つの原因ってどんなものですか?

まず、「腎前性」というのは腎臓に入る前の段階で起こる問題、つまり腎臓への血流量の低下による腎障害やな。例えば、出血や下痢、嘔吐、利尿薬の服用、心拍出量の低下なんかが考えられる。「腎性」というのは腎臓そのものに原因が生じてる場合のことやな。例えば、急性尿細管壊死なんかや。「腎後性」というのは、腎臓よりも下流に原因がある場合、つまり、尿路に通過障害が起こると腎臓にも影響が及ぶことになるんや。

通過障害が起こると、腎臓に尿が溜まりますね。

それを水腎症というのよ。

先生、先ほどの急性尿細管壊死というのはどんなものですか?

これはAKIの原因の中で最も多くて、虚血性と腎毒性がある。虚血性というのは、心血管系の手術後の合併症として腎臓への血流が悪

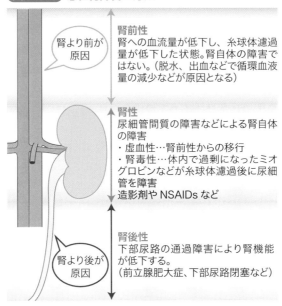

図 5.1-1 急性腎障害の分類

腎より前が原因

腎前性
腎への血流量が低下し、糸球体濾過量が低下した状態。腎自体の障害ではない。(脱水、出血などで循環血液量の減少などが原因となる)

腎性
尿細管間質の障害などによる腎自体の障害
・虚血性…腎前性からの移行
・腎毒性…体内で過剰になったミオグロビンなどが糸球体濾過後に尿細管を障害
造影剤や NSAIDs など

腎後性
下部尿路の通過障害により腎機能が低下する。
(前立腺肥大症、下部尿路閉塞など)

腎より後が原因

"腎不全". ナーシング・グラフィカ EX 疾患と看護⑧腎／泌尿器／内分泌・代謝. 2020, p.62 より一部改変.

くなったときや、敗血症によるショックなどがあるわな。腎毒性は、主として薬物による。例えば NSAIDs やアミノグリコシド系などの抗菌薬、シスプラチンなどの免疫抑制剤、あとは造影剤も重要や。内因性物質も考えられる。例えば、横紋筋融解症によるミオグロビン、溶血性疾患によるヘモグロビンなどが尿細管を傷害するわけやな。

なるほど。

ほな、次は慢性腎臓病（CKD）にいこか。これは "慢性" というだけあって、進行は基本的には緩徐や。数カ月〜数年、十数年とばらつきはあるけどな。従来は「慢性腎不全」という、なんらかの腎疾患によって徐々に腎機能が低下し、末期腎不全に至るものとされてきたんやけど、より早期の段階から末期腎不全を包括する疾患概念として、「慢性腎臓病」という概念が定着してきたんや。ちなみに、

維持透析患者や腎移植患者も CKD に含まれるで。

当然、慢性腎臓病もさまざまな症状が出るわけですよね。

そうや。①糸球体障害、②尿細管障害、③腎臓の髄質障害と部位に分けて考えるとわかりやすい。①の場合、糸球体濾過量が減る。すると、どうなる？

細胞外液が増加し、**高血圧や浮腫**が起こりますね。

そのほかにも、重症例では**うっ血性心不全や肺水腫**も起こるのよ。

あとな、尿から本来排出される老廃物、特に窒素化合物の排泄が低下することによる**尿毒症**やな。それと、蛋白尿が出る。つまり、これによって低アルブミン血症が出現するんや。

すると、血液の**膠質浸透圧**が低下して**浮腫**が**助長**されますね。

そういうこっちゃ。②の場合やと、電解質排泄障害や酸塩基平衡異常が起こって、**高カリウム血症や高リン血症、代謝性アシドーシス**が出現する。③は、尿の濃縮力や希釈力が低下することで、**等張尿や夜間多尿**となる。

もちろん、そのほかにも AKI の場合と同様に、腎性貧血、低カルシウム血症、そして低カルシウム血症が招く二次性副甲状腺機能亢進症、あとは止血・凝固系にも異常をきたし、出血傾向となる場合があるわ。

慢性腎臓病の原因には、どんなものがあるのですか？

やっぱり多いのが、糖尿病やな。それから慢性糸球体腎炎に分類される **IgA 腎症、膜性腎症、巣状分節性糸球体硬化症、膜性増殖性糸球体腎炎**。それから高血圧が原因となる腎硬化症なんかがある。基本的には、慢性腎臓病は治癒せえへん。せやさかい、腎機能の悪化をできるだけ遅らせること、そして心血管リスクの軽減が必要なんや。

日本での透析患者数は統計を始めて以来、どんどん増え続けているのよ（334,505 人：透析医学会統計調査、2017 年）。その原因としては、糖尿病が最も多いの。

ほな、AKI の治療の話にいくで。基本的には、**原因疾患の治療**と血圧の維持や体液量の管理といった**保存的療法**が基本や。体液量の維持・管理には、輸液量の調整や利尿薬の投与、血圧の維持には昇圧薬の使用、電解質・酸塩基平衡の管理では高カリウム血症、高ナトリウム血症、低ナトリウム血症、代謝性アシドーシスなどに注意せんといかん。栄養管理も重要で、エネルギーは 25〜30kcal/kg 標準体重 / 日程度、タンパク質は 0.8g/kg 標準体重 / 日程度、ちなみに標準体重（kg）というのは〔身長（m）²〕×22 で計算するんや。そのほかは、腎毒性のある薬物の使用を中止・調整するとかやな。

腎臓はたくさんの機能があるから、それだけ管理する項目も多くなりますね。

ほな、CKD の治療の話をしよかな。CKD は慢性の進行性病変やさかい、重症度（ステージ）に応じた治療を行うのが基本や。

はい。

まずは、**生活習慣の改善**やな。肥満傾向であれば、その是正。禁煙や適度な運動やな。

　次に食事。**食塩の摂取制限は重要**や。1 日あたり 3.0g 以上、6.0g 未満。メニューは**低タンパク食**を中心とし、病状に応じてカリウムやリンの摂取を制限するんや。

食事制限って、患者さんにとってけっこう苦痛ですよね。おいしさがまったくないとおっしゃる方もいますよ。

せやな。でも、自分の病態をしっかり理解してもらって、なぜ制限が必要なのかという根拠を何度も話すことが重要やな。そうでないと、隠れて何か食べたりしかねへんもんな。

やはり、ナースの役割が重要ですね。家族さんにもしっかり理解してもらわないと。

次に、**薬物療法による血圧管理**や。血圧が高いと腎機能の悪化や蛋白尿をまねくからな。ACE 阻害薬、ARB、Ca 拮抗薬、利尿薬なんかが有力やな。そして、そもそものCKDになった原因への治療も重要や。糖尿病やったら糖尿病への治療、糸球体腎炎やったら抗炎症薬などで治療することやな。

なるほど。腎臓ばかりみていてはだめですね。その根本原因への治療も大切ですね。

それから、**合併症への治療**も重要や。例えば、腎性貧血があれば赤血球造血刺激因子製剤（ESA）〔エリスロポエチン製剤〕の投与、CKDに伴う骨ミネラル代謝異常（CKD-MBD）があれば活性型ビタミンD製剤、カルシウム受容体作動薬などを投与したりするんや。

まさに、いろいろなところに病変が現れるのですね。

これらの治療を続けても尿毒症症状を認めれば、腎代替療法、つまり透析や腎移植を考えんとあかん。

腎移植といってもすぐにはできないですよね。

せや。腎移植希望患者としての登録を行い、待つしかない。改正臓器移植法によって、家族への優先提供が認められてから家族内での腎移植の件数は一定数増えたけど、まだまだ課題の多い治療法であることは間違いないな。

　ま、今日の話はこんなところや。ほな、ここで看護師国家試験の過去問を1つ紹介しよか。どや、わかるか？

慢性腎臓病の説明で正しいのはどれか。（第103回 午前81問）

1. 糖尿病腎症は含まれない。
2. 病期分類の5期から蛋白制限が必要である。
3. 腎障害を示す所見が1週間持続すれば診断できる。
4. 糸球体濾過量〈GFR〉の低下は診断の必要条件である。
5. 病期の進行とともに心血管疾患のリスクも高くなる。

全然わかりません。

選択肢「3」は3週間持続すれば、であれば正解ね。「4」は必要条件ではないの。正解は「5」。慢性腎臓病は、心血管疾患を併発することが多く、病期の進行とともに心血管疾患のリスクも高くなるのよ。

へ～、なるほど。しっかり覚えておきます。

ほな、今日はこのくらいにしとこか。

ありがとうございました。患者さんや家族さんの病状の理解にはナースの存在が欠かせませんね。しっかり頑張ります。

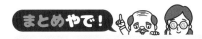

まとめやで！

腎機能の低下による一般症状

　高窒素血症、代謝性アシドーシス、意識障害、全身倦怠感、食思不振、悪心・嘔吐、浮腫、高血圧、心不全、高カリウム血症、不整脈、高リン血症、低カルシウム血症、腎性貧血、高血圧など

急性腎障害（AKI）：数時間〜数日の間という短い期間に起こる急激な腎機能低下

・症状：一般症状に加え、乏尿

・原因：腎前性（腎臓への血流量の低下）、腎性（腎臓そのものに原因がある）、腎後性（尿路に通過障害など）

・腎性には虚血性（心血管系の手術後の合併症、敗血症性ショックなど）と腎毒性（NSAIDs、アミノグリコシド系などの抗菌薬、シスプラチンなどの免疫抑制剤、造影剤など）

・治療：保存的療法が基本

慢性腎臓病（CKD）：数カ月〜数年、十数年かけて腎機能が低下

・病型と症状 ①糸球体障害（高血圧、浮腫、うっ血性心不全や肺水腫、尿毒症）、②尿細管障害、（高カリウム血症や高リン血症、代謝性アシドーシス）、③腎臓の髄質障害（等張尿や夜間多尿）

・原因：糖尿病が多い。そのほか、慢性糸球体腎炎、腎硬化症

・治療：生活習慣の改善、薬物療法による血圧管理、原因への治療、合併症への治療。治療を続けても尿毒症症状を認めれば、腎代替療法（透析や腎移植）

2　尿路感染症と腎盂腎炎

尿路感染症と腎盂腎炎の図解やで！

尿路感染症

部位による分類　　　　　　　　　　　　基礎疾患の有無による分類

腎盂腎炎
　好発：若年女性
　主な原因微生物：大腸菌
膀胱炎
　好発：若年女性
　主な原因微生物：大腸菌
尿道炎
　好発：若年男性
　主な原因微生物：淋菌、ク
　　ラミジア・トラコマティス

単純性尿路感染症
　好発：若年女性
　基礎疾患：なし
　主な原因微生物：多くが大
　　腸菌
複雑性尿路感染症
　好発：年齢・性別に無関係
　基礎疾患：あり
　主な原因微生物：大腸菌、
　　緑膿菌、腸球菌など

解剖生理学・病態生理やで！
―尿路感染の罹患率は、なんで男女で差がでるねん！

🐼 今日のテーマは、「尿路感染症と腎盂腎炎」や。

🧑 よろしくお願いします。

❶　尿路感染症

🐼 まず、浜田君、尿路って解剖学的にはどこをいう？

🧑 はい。尿が出る（外尿道口）側から尿道、膀胱、尿管、腎臓へとつ

ながる通路だと思います。

よし。その**尿路のどこかに感染症が起こること**を尿路感染症というんや。代表的な尿路感染症には３つある。腎盂腎炎、膀胱炎、尿道炎や。腎盂腎炎と膀胱炎は若年女性に起こりやすい。一方、尿道炎は若年男性に起こりやすいんや。それぞれ原因菌も違うて、前者２つは大腸菌、尿道炎は性行為によって感染し得る淋菌、クラミジア・トラコマティスなんかが原因となる。

ちなみに、尿路感染症には臨床経過によって急性と慢性、基礎疾患の有無によって単純性と複雑性、解剖学的部位によって膀胱と腎臓に分類されるのよ。

単純性と複雑性には、どのような違いがあるのですか？

基礎疾患をもたない、とくに若年女性に起こるのが単純性尿路感染症や。複雑性尿路感染症っちゅうのは、**尿路になんらかの原因**、それは年齢や性別によってさまざまなんやけど、例えば男性なら前立腺肥大症や前立腺がんや尿路結石、女性なら妊娠や神経因性膀胱、乳幼児や小児なら膀胱尿管逆流なんかの原因がある。すると、尿のうっ滞や粘膜バリア機能の低下が起こり、大腸菌や緑膿菌、腸球菌などの微生物に感染するわけや。

先生、先ほどの単純性尿路感染ですが、なぜ女性に起こりやすいのですか？

ええ質問や。これは解剖学的な見地から説明できる。図5.2-1 を見たらわかるように、男女では尿道の長さに顕著な違いがあるやろ。

男性は陰茎があるから、女性より尿道が長くなりますね。

その通りや。そこで考えなあかんのは、病原菌が入ってくるのは外尿道口なわけや。そこから上行性に病原菌は侵入してくるわけやけど、**男性のほうが膀胱への距離が長い**ぶん、病原菌が膀胱まで到達するにも時間がかかる。上行してる間に尿に流されて、おしまいや。それから、**肛門と外尿道口との距離も男女の違いの大事なポイント**やな。**女性の場合は、外尿道口と肛門がほぼ同じ高さにあるし、距**

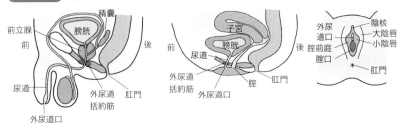

図 5.2-1 **男性の尿道（左）、女性の尿道（中、右）**

離も近い。せやから汚染もされやすいというわけや。

なるほど。病態理解には解剖学ってやっぱり大事ですね。では先生、治療はどうなりますか？

まず、"推定"される原因菌に対する抗菌薬を投与する。その後、抗菌薬投与前に施行された尿培養検査と薬剤感受性検査の結果に従って、抗菌薬を維持または変更するわけや。

なぜ最初から感受性のある抗菌薬を投与しないのですか？

浜田君、培養というのは時間がかかるのよ。病原菌にもよるけれど、おおよそ数日は必要ね。

なるほど。それを待っていたのでは悪化してしまうから、最初に推定して抗菌薬を投与し、後に確定してからそれに適合する薬剤を投与するってわけですね。

そういうこっちゃ。こういうのは医療では普通にやっとるこっちゃ。

治療薬には、**表 5.2-1** のような薬剤が使われるの。

了解しました。

先生、あとバイオフィルムについて触れておいたほうがよさそうですね。

せやな。

バイオフィルム？ なんですか、それは。

バイオフィルムというのは、**病原体が分泌する粘性のある多糖類の**ことや。それが菌体表面を覆うと、**抗菌薬をいくら投与しても菌体**

126

表 5.2-1 **腎盂腎炎・膀胱炎に対する抗菌薬治療**

	推奨抗菌薬
急性単純性腎盂腎炎	・β - ラクタム系薬 ・キノロン系薬
複雑性腎盂腎炎 （カテーテル非留置例）	薬剤感受性パターンを認識し、適切な薬剤選択 （原因菌は多岐にわたり、尿培養検査は必須）
急性単純性膀胱炎	・BLI 配合ペニシリン系薬 ・セフェム系薬 ・キノロン系薬
複雑性膀胱炎 （カテーテル非留置例）	・新経口セフェム系薬 ・経口キノロン系薬

「JAID/JSC 感染症治療ガイドライン 2015：尿路感染症・男性性器感染症」を参考に作成.

まで届かんようになってしまう。その間に菌体は増殖を続ける。これは、留置カテーテルや尿路結石に形成されることが多く、**複雑性尿路感染症の原因となる**んや。

❷ 腎盂腎炎

よし。そしたら今日のテーマの一つ、腎盂腎炎にいこか。これは、尿路感染症のうち、腎実質、腎盂、腎杯にできた細菌感染症のことをいうんや。やはりこれも経過の違いによって急性と慢性、基礎疾患の有無によって単純性と複雑性に分けられとる。

　まず、急性単純性腎盂腎炎からみていこか。

単純性ということは、基礎疾患がない方が罹患する疾患ですね。

せや。好発は性的活動期の女性やな。**原因は大腸菌が多い**。外尿道口から細菌が侵入して、尿道→膀胱→尿管→腎盂と上行性に感染していくわけや。症状としては、**発熱（高熱）、悪寒、戦慄、腰背部痛、悪心・嘔吐**など、先行症状として**排尿痛、頻尿**が現れることもある。肋骨脊柱角付近で**叩打痛**を認めることも大事な所見やな。**血液検査での炎症所見、尿検査で膿尿や細菌尿**を認めたら、急性単純性腎盂

腎炎を考えるわけや。

複雑性腎盂腎炎はどうですか。

尿路感染のときも話したように、尿路に基礎疾患がある患者に起こるんや。

基礎疾患には、どんなものがありますか?

腫瘍、結石、カテーテル留置、前立腺肥大症のある高齢者なんかやな。無症状のこともあるし、微熱や軽度の腰背部痛がみられることもある。尿検査で、膿尿、細菌尿を認めるというのも重要な所見やな。

治療と看護やで!―抗菌薬さまさまや

急性単純性腎盂腎炎は、抗菌薬によって治癒しやすく、予後も良好や。

ただし、**乳幼児では発熱、不機嫌、哺乳不良などの非特異的な症状**しかみられないことが多いので、注意が必要よ。

せやな。治療は抗菌薬。**ニューキノロン系薬（ただし、妊婦には禁忌！）**、セフェム系薬、ペニシリン系薬、アミノグリコシド系薬などの投与やな。あと、水分摂取によって利尿を促進することも大事や。

利尿によって、尿路を洗浄する狙いがあるのよ。

なるほど。看護師であれば絶対覚えておかないといけない知識ですね。

ほな次は、複雑性腎盂腎炎についてやけど、病態はおおむねさっき説明したわな。症状は軽度であることが多く、慢性に経過しやすい。

でも、**放っておくと、やがて腎機能が低下**して、**腎臓の萎縮や瘢痕化**が認められるようになるのよ。

治療としては、急性経過時や発熱がみられるなどの症状がある場合は、**抗菌薬の投与**やな。それから、それぞれの患者がもっている**基礎疾患の治療も同時に**行っていくんや。

この疾患の特徴で覚えておいてほしいのは、小児や高齢者、性別に

区別がなく罹患する可能性があること、そして症状はないか、あっても軽度の場合が多いことよ。急性症状が出れば気づくことが多いけど、そうでなければ、気づかないまま慢性の間質性腎炎、腎臓の萎縮、瘢痕化など腎機能の低下につながるから注意が必要なのよ。

🐼 尿検査では膿尿や細菌尿がみられるから、ときには尿検査を行うのも重要なことやな。

　よし、ほなここで、看護師国家試験の過去問を1つ紹介しよか。どや、わかるか？

看護師国試の過去問やで！

成人の急性腎盂腎炎で正しいのはどれか。（第109回 午後33問）

1. 男性に多い。
2. 両腎性が多い。
3. 初尿を用いて細菌培養を行う。
4. 原因菌は Gram〈グラム〉陰性桿菌が多い。

👦 「3」ですかね〜。

👧 違うわ。排尿しはじめの1/3を初尿といって、尿道などの汚れが混入している可能性があるから検査などには使用しないの。正解は「4」よ。急性腎盂腎炎は大腸菌によるものが最も多く、大腸菌はグラム陰性桿菌よ。

🐼 ほな、今日はここまでにしとこ。

👦 ありがとうございました。

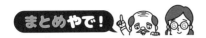
まとめやで！

尿路感染症：

尿路のどこかに感染症が起こること

・代表的な尿路感染症：腎盂腎炎、膀胱炎、尿道炎

・尿路感染症には、臨床経過によって急性と慢性、基礎疾患の有無によって単純性と複雑性、解剖学的部位によって膀胱と腎臓に分類される

・単純性尿路感染は、女性に起こりやすい。理由は、男性より尿道が短く、肛門と外尿道口までの距離が近いことによる

・治療："推定"される原因菌に対する抗菌薬を投与。その後、抗菌薬投与前に施行された尿培養検査と薬剤感受性検査の結果に従って抗菌薬を維持または変更する

腎盂腎炎：

尿路感染症のうち、腎実質、腎盂、腎杯にできた細菌感染症のこと。経過の違いによって急性と慢性、基礎疾患の有無によって単純性と複雑性に分けられる

急性単純性腎盂腎炎：

好発は性的活動期の女性。原因は大腸菌が多い

症状：発熱（高熱）、悪寒、戦慄、腰背部痛、悪心・嘔吐、叩打痛

治療：ニューキノロン系、セフェム系、ペニシリン系、アミノグリコシド系などの抗菌薬投与。水分摂取により利尿を促進することも重要

複雑性腎盂腎炎：

急性経過時や発熱などの症状がある場合は、抗菌薬の投与。基礎疾患の治療

第6章
免疫・アレルギー ・膠原病

1 関節リウマチと 全身性エリテマトーデス

関節リウマチと全身性エリテマトーデスの図解やで！

膠原病
自己免疫反応・結合組織の炎症・多臓器障害

関節リウマチ（RA）	全身性エリテマトーデス（SLE）
おもに多発性関節炎をきたす炎症性自己免疫疾患 病態：関節滑膜の障害⇒関節症状 全身の結合組織の障害⇒関節外症状 好発：40〜50代の女性	全身性の慢性炎症性疾患 おもな病変部位：血球、皮膚・粘膜、関節、腎、精神・神経、心臓、肺など 病態：抗核抗体などの自己抗体出現 特徴：多彩な臓器病変 好発：15〜40代の女性 予後：腎症状と精神・神経症状がみられると難治性で生命予後にも影響

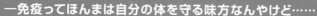

解剖生理学・病態生理やで！
―免疫ってほんまは自分の体を守る味方なんやけど……

🐼 今回のテーマは「関節リウマチと全身性エリテマトーデス」や。これらは**どちらも膠原病の中に分類される疾患**で、その中でも比較的、臨床での頻度の高い疾患や。

🧑 膠原病ってたくさんありますね。でも、膠原病の概念って結構ややこしいですよね。

👩 そうね。浜田君、結合組織って知ってる？　結合組織は全身に分布しているのだけど、膠原病はその結合組織を中心に、非感染性の炎症が起こって、多臓器に障害が現れる疾患群の総称なの。病態にはなんらかの自己免疫反応が関わっていることが多いのよ。でも、なぜ自己免疫反応が働くのか、その原因は遺伝因子や環境因子などが疑われているのだけど、いまだこの疾患群の発症機序はわかっていないのよ。

🐼 そういうこっちゃ。だから、治療しても難治性のことが多い。

❶ 関節リウマチ (RA)

🐼 ほな、RA からみていこか。これは慢性的に経過する、おもに**多発性関節炎をきたす炎症性の自己免疫疾患**や。正常な関節は**図 6-1** の通りや。関節包の内側に滑膜という組織があるやろ。RA のおもな病変部位は関節の滑膜や。けど、RA は**全身の結合組織にも病変をきたし得る**。これを関節外症状と呼ぶんや。

👩 40〜50 代の女性に多いのよ。男女比は 1：3〜4。疫学的には有病率は 0.6〜1.0％で、全国でおよそ 70〜120 万人の患者がいると報告されているのよ。

🐼 症状は**手指・手・足趾・肘・膝関節の腫脹、疼痛、朝のこわばり、変形**などが現れる。

🧑 先生、それは左右対称ですか？

CHAPTER
6

免疫・アレルギー・膠原病 ── 1 関節リウマチと全身性エリテマトーデス

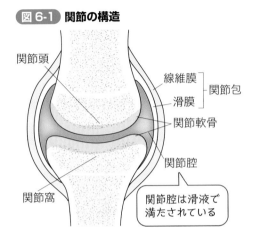

図 6-1 関節の構造

関節頭

線維膜
滑膜 〕関節包

関節軟骨

関節腔

関節窩

関節腔は滑液で
満たされている

🐼 せや。関節外症状としては、**リウマトイド結節**とよばれる皮下結節、**上強膜炎（眼球結膜下にできる隆起と充血）、全身倦怠感、発熱、体重減少**などがみられる（**表 6-1**）。

🙂 先生、その関節炎が起こる機序はわかっているのですか？

🐼 まず、関節にある**滑膜の炎症**が起こる。炎症の持続に伴って滑膜が増殖を始める。炎症反応が関節腔内の水分量を増加させ、**関節が腫脹して疼痛を伴うようになる**んや。それから、増殖した滑膜が**パンヌスを形成**し、骨や軟骨組織を破壊し始め、徐々に骨びらんが増加するんや。

🙂 先生、パンヌスってなんですか？

👧 滑膜に発生した炎症が肉芽組織を形成して軟骨、骨の破壊に至る像のことよ。

🐼 で、軟骨が破壊されることによって**骨と骨の間隔（関節裂隙）の狭小化**がみられる。

👧 そうなると、関節の可動域の制限が進むのね。

🐼 さらに、炎症による骨・軟骨および周辺組織（靱帯・腱など）の破壊が進むと、関節は**亜脱臼、脱臼や癒着、骨性強直**などの変形を起こし、ついには機能できなくなる。

表6-1 RA のおもな関節外症状

神経	手根管症候群
眼	上強膜炎、強膜炎、ドライアイ、乾燥性角結膜炎
皮膚	リウマトイド結節（皮下結節）
肺	間質性肺炎、肺線維症、胸膜炎、胸水貯留
心臓	心膜炎
腎・消化器など	続発性アミロイドーシス
全身症状	貧血、発熱、全身倦怠感、易疲労感、体重減少など

図6-2 関節リウマチによる変形が生じた手足

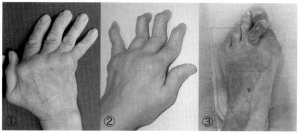

①尺側偏位、②スワンネック変形（示指〜小指）、③前足部変形
柳樂慶太．"関節炎・腱鞘炎：関節リウマチ"．ナーシング・グラフィカEX疾患と看護⑦運動器．山本恵子ほか編．メディカ出版，2020，p.203 より転載．

関節リウマチって、思っていたより厄介な病気ですね。

ボタン穴変形やスワンネック変形、尺側偏位、外反母趾など、特有の変形を示すようになるのよ（図6-2）。

　関節外症状も本当にさまざまだけど、関節症状と違って、生命予後に大きな影響を及ぼすという意味で重大ね（表6-1）。

❷ 全身性エリテマトーデス（SLE）

次はSLEの病態をみていこか。これは、**遺伝因子を背景に、ホルモン異常やウイルス感染などの環境因子が誘因となって、全身に慢性**

炎症を起こす疾患や。

炎症の原因は、抗核抗体などの**多様な自己抗体が産生される**ことなの。膠原病の中でも、著しく**多彩な臓器病変を起こす病態**ね。

全身性と病名があるくらいですからね。

女性に多く、好発年齢は 15〜40 歳よ。男女比は 1：8 だから、圧倒的ね。

多彩な臓器病変とは、例えばどんなものがあるのですか？

まず、全身症状としては**発熱、易疲労感、体重減少**などがみられる。そして大きく分けて、局所症状は**皮膚・粘膜病変、関節症状、腎症状、精神・神経症状、心・肺症状**と、まあさまざまで、皮膚・粘膜病変としては**蝶形紅斑、円板状皮疹、脱毛、光過敏、口腔内潰瘍、レイノー現象**などがある。

レイノー現象ってなんですか？

手足の血の流れが悪くなって、皮膚の色が蒼白または紫色（チアノーゼ）になり、痛み、冷感、しびれ感を自覚し、その後、血液の流れが回復すると、逆に充血して赤くなる現象よ。ほかの膠原病、例えば全身性強皮症（SSc）や混合性結合組織病（MCTD）でもみられることが多いの。

関節症状としては**多発性関節炎、関節痛**。腎症状としては**ループス腎炎、ネフローゼ症候群**。精神・神経症状としては、**うつ状態、躁うつ状態、幻覚・妄想、けいれん**など。心・肺症状としては、**心膜炎や胸膜炎などの漿膜炎**があるな。

腎症状と精神・神経症状は、SLE の中でもよくみられる症状だけど、**難治性でかつ生命予後にも影響する**のよ。

ループスってどういう意味ですか？

円板状皮疹がオオカミにかまれた跡のように見える皮疹なんやけど、ラテン語でオオカミのことを「ループス」っちゅうことから、そう呼ばれとるんや。

ループス腎炎は、軽症例を含むと約80％に発生していると考えられ

ているの。その約10%が腎不全に移行するので、予後の決定因子の一つなのね。抗核抗体の高値はループス腎炎の活動性を示すので、これが改善しない場合、末期腎不全へと移行しやすいの。

先生、どうしてSLEは精神・神経症状を引き起こすのでしょう。

せやな。これはループス腎炎と並ぶ予後決定因子の一つやな。**精神症状や神経症状**がよくみられる。原因はよくわかってへんのやけど、抗リン脂質抗体による血栓症・血流障害や、自己抗体や炎症性サイトカインなどが精神・神経系に影響するものと考えられとる。

自己抗体って、いろいろあるのですね。

せや。ざっと10種類くらいは同定されとる。なかでも抗核抗体はSLE患者の95%に認められ、その中の抗dsDNA抗体（dsは二本鎖を指す）や抗Sm抗体はSLEに特異的な抗体や。

治療と看護やで！ —自己免疫の活動が相手やから、とにかく大変や

❶ RAの治療

まずRAの治療や。基本的には、**基礎療法、薬物療法、手術療法、リハビリテーション**が行われる。基礎療法というのは、十分な休養、安静、生活指導やな。

RAによる関節破壊は、発症早期であるほど薬物療法に対する反応性が高いと考えられているのよ。

薬物療法は、疾患修飾性抗リウマチ（DMARD）薬、つまり従来型抗リウマチ薬、分子標的型抗リウマチ薬、生物学的製剤を中心に、早期から積極的に行うのが大事や。補助的療法としてNSAIDsやステロイドが疼痛や腫脹緩和に用いられる。

従来型抗リウマチ薬ってどんなものですか？

免疫調節薬と免疫抑制薬に大別されるんやけど、前者はサラゾスルファピリジン、イグラチモドなど。後者はメトトレキサート、タクロリムスなどやな。あとは、ヒアルロン酸製剤を関節内に投与され

ることもある。

　手術療法としては、滑膜切除術、関節形成術、人工関節置換術、関節固定術などが行われるけど、根本原因を修復しているわけではないんや。それでも、完全修復はむずかしいさかい、PT（理学療法士）やOT（作業療法士）などの介助のもと、リハビリが行われる。

全身に及ぶため、本当に大変ですね。コメディカルスタッフの存在も重要ですね。

❷ SLE の治療

ほな、SLE の治療にいこか。SLE は、**基礎療法に加え、薬物療法**を行う。

基礎療法というのは、安静や休養ですね。

そう。あとは、直射日光の回避も重要よ。

薬物療法としては、ステロイドが中心になるな。重症度に応じて投与量を調整していかなあかん。

ステロイドは副作用も懸念されますからね。

そうね。ステロイドの一般的な副作用として、感染症、**消化性潰瘍**、**糖尿病**、高血圧、満月様顔貌、中心性肥満、体重増加、浮腫、電解質異常、**骨粗鬆症**などは基本知識として知っておくべきね。

　でも、ステロイドは急に服用を止めたり量を減らすと、体のだるさや頭痛などが出現し、ときに命に関わる状態になる恐れもあるから、患者さんにはそのことをしっかりと伝える必要があるわね。

ステロイドが著効せえへん場合や合併症などがあって投与できへん場合は、免疫抑制薬のシクロホスファミド、ミコフェノール酸モフェチル、アザチオプリン、タクロリムスなどを使う。そのほか、**血漿交換療法**が行われることもある。

血漿中の炎症の原因となっている自己抗体の除去が目的ね。

なるほど。

それから、予後の決定因子の一つであるループス腎炎については、

ステロイドパルス療法、シクロホスファミド静注療法、ミコフェノ
ール酸モフェチル、タクロリムスの併用などが行われるんや。

 パルス療法というのは、一時的に大用量の薬量を投薬することね。

皮疹に対しては、ステロイド外用薬やタクロリムス外用薬、ヒドロ
キシクロロキン内服薬などが用いられる。あと、RAのときにも出
てきたように、発熱、関節痛、筋痛に対してはNSAIDsが用いられ
るんや。

　ほなここで、看護師国家試験の過去問を1つ紹介しよか。どや、
わかるか？

  看護師国試の過去問やで！

全身性エリテマトーデス〈SLE〉で正しいのはどれか。2つ選べ。

（第109回 午後86問）

1.　遺伝素因の関与が大きい。

2.　発症には男性ホルモンが関与する。

3.　中枢神経症状は生命予後に影響する。

4.　Ⅰ型アレルギーによる免疫異常である。

5.　適切に治療しても5年生存率は50％である。

 「3」と、あと1つはなんだろう。「1」かな〜。

いちおう正解。ちなみに、選択肢「5」については、現在は早期診断、
早期治療が可能となり、5年生存率は95％以上であるとされるのよ
（難病情報センター）。

そうなんですね。とても厄介な病気ですが、5年生存率が思ったよ
り高くてよかった。

まあ、ざっとこんなもんやな。今日はここまでにしとこ。

免疫って、本来は僕らの体を病原体から守るために備わっているシ
ステムなのに、なぜか自分の組織や臓器を攻撃することがあるので

すね。人体のシステムは本当に不思議です。精巧にできているようで、ちょっと歯車が狂うと病気になってしまう。免疫も諸刃の剣ですね。今日もたくさん勉強になりました。

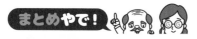
まとめやで！

膠原病

結合組織を中心に、非感染性、非腫瘍性の炎症が起こり、多臓器に障害が現れる疾患群の総称。病態にはなんらかの自己免疫反応が関わっていることが多い

関節リウマチ

慢性的に経過する、おもに多発性関節炎をきたす炎症性の自己免疫疾患。主な病変部位は関節の滑膜

・関節リウマチは全身の結合組織にも病変をきたしうる（関節外症状）

・関節症状：（左右対称に）手指・手・足趾・肘・膝関節の腫脹、疼痛、朝のこわばり、変形など

・関節外症状：リウマトイド結節、上強膜炎、全身倦怠感、発熱、体重減少

・経過：炎症による骨・軟骨および周辺組織（靭帯・腱など）の破壊が進み、亜脱臼、脱臼、癒着、骨性強直などの変形を起こす

・特徴：ボタン穴変形、スワンネック変形、尺側偏位、外反母趾など

・治療：基礎療法、薬物療法、手術療法、リハビリテーションなど

全身性エリテマトーデス

遺伝因子を背景に、ホルモン異常やウイルス感染などの環境因子が誘因となって、全身に慢性炎症を起こす疾患。多彩な臓器病変（皮膚・粘膜病変、関節症状、腎症状、精神・神経症状、心・肺症状）を起こす病態

・特徴：抗核抗体などの多様な自己抗体（抗 dsDNA 抗体や抗 Sm 抗体）が産生される

・治療：基礎療法（安静、休養）、薬物療法（ステロイド、免疫抑制薬）、血漿交換療法、NSAIDs など

CHAPTER7

第7章
血液

1　鉄欠乏性貧血と悪性貧血

鉄欠乏性貧血と悪性貧血のやで！

貧　血
末梢血中のヘモグロビン濃度が
基準値以下に低下した状態

鉄欠乏性貧血
病態：鉄の欠乏⇒赤芽球のヘモ
　グロビン合成の低下
好発：若年〜中年の女性
特徴：貧血の中では最も頻度
　が高い
主な原因：月経、子宮筋腫、子
　宮内膜症、妊娠、慢性消化
　管出血、痔出血

悪性貧血
巨赤芽球性貧血の1つ
病態：自己免疫が関与する胃粘
　膜の萎縮⇒ビタミン B_{12} の欠
　乏
特徴：抗壁細胞抗体、抗内因
　子抗体陽性

解剖生理学・病態生理やで！―貧血って、血が少ないこと？

❶ 貧　血

ほな、今日のテーマは「貧血」、その中でも「鉄欠乏性貧血と悪性貧血」の勉強や。まず浜田君に聞くけど、貧血ってなんや？

先生〜。それくらい知っていますよ〜。貧血というのは、"血が貧しい"と書きますから、血が少ない状態のことでしょ？

血が少ない……ん〜〜、まあ大量出血も貧血の一原因やから間違いではないけど、その解答だけでは不十分やな。血は血でも、血の中

の"成分"をしっかり言わなあかん。

成分、ですか。赤血球とかですか？

そうや。貧血っていうのはな、**赤血球の数（RBC）やヘモグロビン（Hb）の量、ヘマトクリット（Ht）値、これらが基準値以下に減少した状態**をいうんや。ま、基本的にはHbを指標にされることが多いんやけどな。

ヘマトクリットというのは……？

ヘマトクリットというのはね、一定の血液中に存在する赤血球の容積の割合を示した数字のことよ。具体的な基準値は、男性で40〜50％、女性で35〜45％よ。

半分（50％）より、すこし少ないって感じですね。

それからHbの値も知っとかなあかん。Hbの基準値は？

えっと……。

これはとても重要よ。**成人男性で14〜18g/dL、成人女性で12〜16g/dL**よ。

このHbの値を用いた貧血の定義は、WHOによる基準値が参考になるんや。それによると、**貧血とはHb値が成人男性で13g/dL未満、成人女性で12g/dL未満**となっとる。

ちなみに妊婦さんへの指標もあってね、11g/dL未満よ。

なるほど。よくわかりました。では、貧血になるとどんな症状が出てくるのですか？

まあ一般的には、**動悸、息切れ、めまい、耳鳴り、顔面蒼白、頭痛、倦怠感や易疲労感**やな。せやけど、軽度の貧血では症状はまったくみられず、Hb値が7g/dL程度まで下がると症状が出てくることが多いんや。

ここで一つ注意よ。Hb濃度は貧血の指標に重要なんだけど、脱水や体液の過剰による影響を受けやすいの。例えば、脱水になると本来Hbの量は変化しないのだけど、血漿量が減るため、見かけのHb濃度が上昇するの。それから、大量出血も注意ね。出血直後は血球と

血漿が同程度失われるから、Hb 濃度自体は基準値の範囲になるの。

なるほど。勉強になります。

ほな、貧血の鑑別にいこか。

鑑別って、貧血の分類ってことですか？

せやな。血液検査で貧血が疑われる場合、その貧血の分類、つまり鑑別診断には、赤血球数・Hb 濃度・Ht 値をもとにした「赤血球指数」ってのが用いられるんや。

ややこしそう……。なんですか、そのなんとか指数というのは。

MCV（平均赤血球容積）と MCHC（平均赤血球ヘモグロビン濃度）っていうのが、臨床上役立つんや。

説明するわね。MCV というのは「赤血球1個の大きさ」を示すもの、MCHC というのは「赤血球中のヘモグロビン濃度」を示すの。

要するに、MCV というのが大きさ、MCHC というのが濃度ですね。では、それはどうやって求めるのですか？

そうこなくっちゃ。

$MCV = Ht (\%) / RBC (10^6/\mu L) \times 10$ →基準値 80〜100fL

$MCHC = Hb (g/dL) / Ht (\%) \times 100$ →基準値 30〜35%

よって、表 7.1-1 のようにまとめられるの。

おおきに、坂本さん。ということで、計算の結果、例えば MCV が ＜ 80 で MCHC が＜ 30 の場合は「小球性低色素性貧血」と鑑別できるわけやな。

臨床では次の3つの型があるの。①小球性低色素性貧血（MCV ＜ 80・MCHC ＜ 30）、② 正球性正色素性貧血（MCV80〜100・MCHC30〜35）、③大球性正色素性貧血（MCV ＞ 100・MCHC30〜35）よ。

また、これとは別に「成因」によっても分類されるんや。例えば、赤血球産生の低下、赤血球の寿命の短縮あるいは破壊の亢進、出血なんかやな。

いろいろあるのですね。

表 7.1-1 MCV と MCHC

	基準値	示すもの	分類	
MCV	80～100fL	赤血球1個の大きさ	＜80	小球性
			80～100	正球性
			100＜	大球性
MCHC	30～35%	赤血球中のヘモグロビン濃度	＜30	低色素性
			30～35	正色素性

さっきの赤血球指数や成因の中に、いろいろな貧血の病名があるので、またチェックしておこうね。

❷ 鉄欠乏性貧血

ほな、今回のテーマである「鉄欠乏性貧血」と「悪性貧血」についてみていこかな。

鉄欠乏性って、そのままじゃないですか？ ヘモグロビンには鉄元素があって、それに酸素がくっついて酸素を運搬すると解剖生理で習いました。その鉄がないと当然ヘモグロビンが作れなくなる、そういうことでしょ？

まさにその通りや。**貧血の中でも最も頻度が高く、臨床上でも重要な疾患**やな。

赤血球指数では、**小球性低色素性貧血に分類される**のよ。

これは、**若年～中年の女性に多い傾向**がある。女性は月経や妊娠、授乳なんかがあるからな。もちろん、男女共通の原因もあるで。**鉄の吸収障害（胃切除など）、慢性的な出血（消化管潰瘍、消化器がん）**、それから**痔核**なんかも原因になるな。

鉄欠乏性貧血の特有の症状として、記憶しておくべきことがあるの。**スプーン状爪や異食症、舌炎による舌乳頭萎縮**などね。

❸ 悪性貧血

ほな次は、「悪性貧血」にいこか。

悪性貧血って、悪性腫瘍みたいで、なんかすごく悪いイメージがありますね。

まあそうやな。昔は治療法がなかったさかい、こんな病名がついたわけやけど、今はちゃんと貧血の鑑別を行って適切な処置を行えば、通常の生活を送ることができる病気や。

悪性貧血は、さっきの３つの鑑別のどれになるのですか？

ええ質問や。悪性貧血はな、もっと広い意味での巨赤芽球性貧血の中に入っとる病気でな、**大球性正色素性貧血に分類される**。病名にある通り、大きな細胞、**巨赤芽球が出現**しよるんや。

どうしてそんなことになるのですか？

それには原因があってな、１つはビタミン B_{12} の欠乏、もう１つは葉酸の欠乏や。どっちの栄養素も DNA の合成に必要なもんやさかい、これが足りんということは、DNA 内にある核の成熟ができん。**細胞分裂ができへんが、相対的に細胞質は発達しよるさかい、骨髄で大きな細胞（巨赤芽球）が出現しよる**ってわけや。ちなみに、血小板の先祖は巨核球やから、間違えへんように！

は、はい。巨赤芽球と巨核球、ややこしいですね。

悪性貧血は、巨赤芽球性貧血の中で最も多くてね、**自己免疫性萎縮性胃炎**が原因で起こるの。

あれ？貧血なのに胃が関係するのですか？

そうや。**胃の壁細胞から分泌される内因子**というのがあったやろ。あれは**ビタミン B_{12} の吸収に必須の因子**や。せやから、自己免疫で壁細胞がやられてしもたら、**内因子の分泌は低下する。それでビタミン B_{12} の吸収効率も下がる**ってわけや。せやから、悪性貧血はビタミン B_{12} 欠乏のタイプってこっちゃな。

そういうことだったんですね。よくわかりました。

ほな、ここで貧血に関する看護師国家試験の過去問をみてみよか。

浜田君、どや？

看護師国試の過去問やで！

貧血の定義で正しいのはどれか。（第111回 午後16問）

1. 血圧が低下すること
2. 脈拍が速くなること
3. 立ち上がると失神を起こすこと
4. ヘモグロビン濃度が減少していること

これは今習ったのでわかりますよ。正解は「4」です！

そういうこっちゃ。

治療と看護やで！―治療の鉄則は、原因（栄養素の不足）をしっかり評価すること！

では先生、治療はどのようになりますか？

鉄欠乏性貧血の場合は、**鉄剤の経口投与**が第一選択、それに加えて**食事指導**やな。鉄の含有量の多い食品、タンパク質、ビタミンC、葉酸などをバランスよく摂るのがええ。

鉄剤投与の際の注意事項があるから、チェックね。それは、**消化器症状が出やすいこと**よ。鉄剤から遊離した鉄イオンが消化管粘膜を刺激して、**悪心、嘔吐、腹痛、便秘、下痢**などを起こすことがあるの。あとは、経口での鉄剤内服中には**便が黒くなることや便潜血検査で擬陽性になる場合がある**ことを、あらかじめ患者さんに伝えておくことが重要ね。

治療開始から回復までは、どんな感じになりますか？

鉄剤投与から1週間くらいで、血清鉄と網赤血球が回復してきよる。2〜3カ月後にはHbの値、3〜6カ月後にはフェリチンという貯蔵

CHAPTER
7
血液

1 鉄欠乏性貧血と悪性貧血

鉄を反映するマーカーも正常化してきよるから、その頃が治療終了の時期になるな。

そういうことですね。治療できるってすばらしいですね。では、もう一つの貧血の悪性貧血ではどのような治療になりますか？

これは原因がはっきりしてるから、わかりやすい。**ビタミンB₁₂製剤の筋注**や。内服しても胃で吸収できへんから、"**筋肉注射する**"ということは試験でもポイントになるんや。

わかりました。チェックしておきます。

ここで注意ね。貧血が改善してくると造血量も増えてきて、鉄の欠乏が顕在化することがあるから、その場合は鉄剤の投与が必要となるのよ。

治療には速効性があるのですか？

そうやな〜、だいたい治療開始してから4〜5日目くらいから幼弱赤血球（網赤血球）の増加がみられる。そのあと、数週間かけて貧血が改善してくるはずや。

基本的には2カ月後にはHb値は正常化するのだけど、改善が乏しい場合は、鉄や葉酸の欠乏を確認することも重要よ。

今回の悪性貧血の成因は自己免疫性やと言うたけど、それ以外にも**胃の部分切除あるいは胃の全摘も悪性貧血の原因になる**ことも覚えておいてほしいな。

どういうことですか？

胃の切除では、内因子だけでなく胃酸も減少するので、胃酸が必要な鉄吸収も低下するの。つまり、胃切除による内因子の欠乏が悪性貧血を引き起こすし、**胃酸減少が鉄欠乏性貧血の発生にも関係して**くるってわけね。

今日は貧血のこと、特に鉄欠乏性貧血と悪性貧血についてよくわかりました。しっかり勉強しておきます。ありがとうございました！

貧血：赤血球の数（RBC）やヘモグロビン（Hb）の量、ヘマトクリット（Ht）値、これらが基準値以下に減少した状態

・Hb値：成人男性で14～18g/dL、成人女性で12～16g/dL

・貧血の一般症状：動悸、息切れ、めまい、耳鳴り、顔面蒼白、頭痛、倦怠感や易疲労感

・貧血の分類、つまり鑑別診断には赤血球指数が用いられる

・MCV（平均赤血球容積）・MCHC（平均赤血球ヘモグロビン濃度）により、①小球性低色素性貧血（MCV < 80・MCHC < 30）、②正球性正色素性貧血（MCV80～100・MCHC30～35）、③大球性正色素性貧血（MCV > 100・MCHC30～35）の3つの型に分類される

鉄欠乏性貧血：

鉄の欠乏による。貧血の中でも最も頻度が高く小球性低色素性貧血に分類される。若年～中年の女性に多い傾向がある。男女共通の原因として、鉄の吸収障害（胃切除など）、慢性的な出血（消化管潰瘍、消化器がん）、痔核などがある

特有の症状：スプーン状爪や異食症、舌炎による舌乳頭萎縮

治療：鉄剤の経口投与が第一選択、それに加えて食事指導

悪性貧血：

巨赤芽球性貧血の中の一疾患。大球性正色素性貧血に分類される。巨赤芽球性貧血の中でも最も多く、自己免疫性萎縮性胃炎が原因。その他、胃の部分切除あるいは胃の全摘も悪性貧血の原因になる

治療：ビタミン B_{12} 製剤の筋注

2　白血病と悪性リンパ腫

白血病と悪性リンパ腫の図解やで！

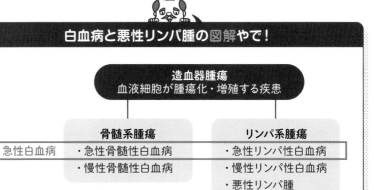

造血器腫瘍
血液細胞が腫瘍化・増殖する疾患

骨髄系腫瘍	リンパ系腫瘍
急性白血病 ・急性骨髄性白血病	・急性リンパ性白血病
・慢性骨髄性白血病	・慢性リンパ性白血病
	・悪性リンパ腫

解剖生理学・病態生理やで！
―血球細胞のがん化が正常細胞の活動を邪魔しよるんや

今回のテーマは、「白血病と悪性リンパ腫」や。これは造血器腫瘍に分類される疾患やな。

造血器腫瘍ですか。

せや。造血器腫瘍っていうんは、**血液細胞内の遺伝子に、なんらかの異常が生じることで血液細胞が腫瘍化し、増殖する疾患**のことや。その結果、今回のテーマとなる白血病や悪性リンパ腫などの病態をきたすわけやな。

その遺伝子異常をきたす原因としては、**細菌感染、薬剤、放射線、ウイルス**なんかが考えられているのよ。

（顔）ほな、分類の話にいこか。まず、増殖する細胞の違いから、骨髄系腫瘍とリンパ系腫瘍に大別され、さらに細かく分類されるんや（図7.2-1）。

（顔）けっこう複雑ですね。**急性骨髄性白血病と急性リンパ性白血病をまとめて急性白血病**としているのも不思議です。

（顔）それは、両者の病態や治療方針が似ているので、まとめて扱われるからよ。

（顔）ほな、ここでは、急性骨髄性白血病、急性リンパ性白血病、慢性骨髄性白血病、慢性リンパ性白血病、悪性リンパ腫を扱うわな。
まず、急性骨髄性白血病（AML）。これは**造血幹細胞あるいは前駆細**

図 7.2-1 造血器腫瘍の分類

◯ 血球が腫瘍化するもの（多くは造血幹細胞の遺伝子の変異が原因）

⬇ 血球が減少するもの

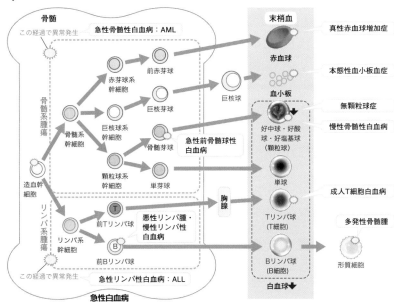

ナーシング・グラフィカEX 疾患と治療④血液／アレルギー・膠原病／感染症．メディカ出版，2019，p.126 より一部改変．

胞の遺伝子異常によって分化能が阻害され、骨髄芽球が増殖する疾患や。それによって、正常造血細胞3系統ともに抑制される。

ということは、貧血、感染リスク、出血傾向が出ますね。

せや。さらに、腫瘍細胞の臓器浸潤症状も出る。

造血器腫瘍は全身ですもんね。だから良性の造血器腫瘍ってないのですね。先生、AMLはどんな症状が出るのですか？

まさにさっき言うた、貧血、発熱、易感染性、出血傾向やな。たまに肝脾腫、リンパ節腫脹がみられる。

　　次に急性リンパ性白血病（ALL）や。これは遺伝子異常によって、リンパ系前駆細胞の段階で分化が停止することで、幼弱なリンパ芽球が増殖する疾患やな。リンパ球はB細胞とT細胞に分類されるから、ALLの腫瘍細胞もB細胞由来のものとT細胞由来のものに分かれる。小児に多いのが特徴やな。

小児に多いのですか。気の毒です。先生、やはりこれも3系統の血液細胞が侵されるのでしょうか。

せやな。症状としては発熱、貧血、出血傾向といった骨髄機能の障害、ときにリンパ節腫脹、肝脾腫もみられる。ほかには、頭痛、嘔吐、精神症状などの中枢神経症状を呈することもある。

ALLの長期生存率は成人が15〜35%なのに対して、小児では約80%よ。年齢が若いほうが予後良好ね。ただ、小児では1歳未満または10歳以上の場合、予後不良のことが多いのよ。

ALLはさっき言うたように、中枢神経系に浸潤しやすい。せやさかい、予防的に、または治療として抗がん薬を髄注することがあるんや。その際は、メトトレキサート、シタラビン（Ara-C）、副腎皮質ステロイド（デキサメタゾン、プレドニゾロン）などが用いられる。

　　次は慢性骨髄性白血病（CML）や。これは染色体異常をもつ造血幹細胞の単クローン性の腫瘍増殖による疾患やな。各成熟段階の顆粒球の増加が特徴となるんや。

"慢性"というだけあって、進行が緩徐なのだけど、無治療の場合

は 3〜5 年程度の慢性期を経て、芽球が急速に増殖して、まるで急性白血病のような病態を生じることがあるの。これは急性転化といって、死亡の原因となるのよ。だから、近年では、健康診断での検査値異常から無症状のうちに偶然発見されるケースが増えているの。

そうなんですね。この疾患に好発年齢はありますか？

50〜60 代ね。無症状のことが多いのだけど、進行例では、微熱、全身倦怠感、体重減少が起こるの。あとは、腹部膨満感かな。

さっき健診の話が出たけど、血液検査で白血球が大幅に増加することが特徴やな。特に**好中球の増加が顕著**や。さらにこの疾患の重要なポイントは、Ph 染色体といった異常な染色体をもつ骨髄細胞が現れることやな。これは国家試験でも頻出や。

それって、なんでしたっけ？

9 番染色体と 22 番染色体が相互転座を起こし、フィラデルフィア染色体（Ph 染色体）という特有の染色体ができるの。CML の患者さんの 95％以上で認められるから、とても重要な所見よ。ちなみに、ALL でも 25〜40％の症例で認められるの。

学生時代に習ったのを、なんとなく覚えています。確か、その染色体では新たな遺伝子ができるんじゃなかったでしたっけ？

そう。BCR-ABL 融合遺伝子といって、**細胞増殖を促す新たな遺伝子ができるの**（図 7.2-2）。

次に、リンパ系腫瘍や。リンパ系腫瘍には急性リンパ性白血病と慢性リンパ性白血病と悪性リンパ腫が含まれとる。さっき、急性リンパ性白血病は紹介したさかい、後者 2 つを紹介するわな。

慢性リンパ性白血病は、増殖した腫瘍細胞が**末梢血や骨髄中**で認められるもの。一方、悪性リンパ腫は、腫瘍細胞が**リンパ節**などの**リンパ組織や皮膚などのリンパ節外の臓器**にとどまって、そこで増殖して腫瘤などの病変をつくるものをいうんや。せやから、両者は病変の"場"が異なるのであって、リンパ系の腫瘍増殖という点では同じやな。

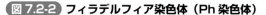

図7.2-2 フィラデルフィア染色体（Ph染色体）

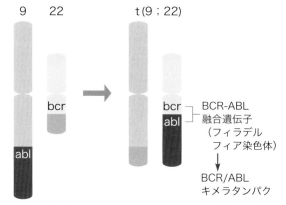

9　22　　t(9；22)

bcr

abl

bcr
abl

BCR-ABL
融合遺伝子
（フィラデル
フィア染色体）
↓
BCR/ABL
キメラタンパク

ナーシング・グラフィカEX 疾患と治療④血液／アレルギー・膠原病／感染症. メディカ出版, 2019, p.130より一部改変.

ただし、悪性リンパ腫は細胞増殖が盛んになってくると、腫瘍細胞が初発部位から逸脱して、末梢血に流入するようになるの。これを悪性リンパ腫の白血化というのよ。

悪性リンパ腫の症状には、どんなものがあるのですか？

白血病に似とるが、B症状といって、**発熱、盗汗、体重減少**、身体所見では**リンパ節腫脹**が現れるんや。

悪性リンパ腫のリンパ節腫脹というのは、**硬さは弾性軟〜硬、圧痛なし、可動性あり**というのが特徴よ。一方、がんのリンパ節転移では**石様硬、圧痛なし、可動性なし、表面不整**というのが特徴なの。これもぜひ覚えておいてね。

悪性リンパ腫のリンパ節腫脹のできる部位とかは、決まっているのですか？

腋窩、鼠径部、頸部、縦隔なんかにできやすいな。悪性リンパ腫は、ホジキンリンパ腫と非ホジキンリンパ腫の２種があって（**図7.2-3**）、前者は５年生存率70〜80％と比較的予後良好や。20代と60代で好発という二峰性のピークをもつ。この疾患は、リンパ節の生

図 7.2-3 悪性リンパ腫の分類

```
悪性リンパ腫 ┬ ホジキンリンパ腫 ┬ 結節性リンパ球優位型
          │                 │  ホジキンリンパ腫
          │                 └ 古典的ホジキンリンパ腫
          │
          └ 非ホジキンリンパ腫
```

成熟 B 細胞腫瘍
・慢性リンパ性白血病 / 小リンパ球性リンパ腫
・リンパ形質細胞性リンパ腫
・形質細胞骨髄腫
・粘膜関連リンパ組織型節外性辺縁帯リンパ腫（モルトリンパ腫）
・節性辺縁帯リンパ腫
・濾胞性リンパ腫
・マントル細胞リンパ腫
・びまん性大細胞型 B 細胞リンパ腫・非特定型
・バーキットリンパ腫
・原発性マクログロブリン血症

成熟 T 細胞および NK 細胞腫瘍
・T 細胞前リンパ球性白血病
・T 細胞大型顆粒リンパ球性白血病
・急速進行性 NK 細胞白血病
・成人 T 細胞白血病 / リンパ腫
・節外性 NK/T 細胞リンパ腫・鼻型
・腸症関連 T 細胞リンパ腫
・肝脾 T 細胞リンパ腫
・菌状息肉症
・セザリー症候群
・原発性皮膚未分化大細胞型リンパ腫
・末梢性 T 細胞リンパ腫・非特定型
・血管免疫芽球性 T 細胞リンパ腫
・未分化大細胞リンパ腫・ALK 陽性型
・未分化大細胞リンパ腫・ALK 陰性型

日本血液学会．「造血器腫瘍診療ガイドライン 2018 年版」を参考に作成．

検でホジキン細胞とリード・シュテルンベルグ細胞という巨細胞が検鏡下で確認できることが特徴やな。これは**特徴的な病理所見やから、試験によく出る。**

一方、後者（非ホジキンリンパ腫）には、さまざまな種類があるんや。

先生、非ホジキンリンパ腫の発生原因で、わかっていることってあるのですか？

そうやな。**感染、化学療法、放射線療法、免疫不全**なんかが考えられとる。

次は慢性リンパ性白血病（CLL）を紹介するわな。これは、**成熟した形態をもつ小型B細胞が単クローン性に増殖して、末梢血や骨髄、リンパ節、脾臓などに浸潤するリンパ系の腫瘍**や。つまり、成熟B細胞腫瘍やな。

好発年齢や症状は、どんな感じですか？

60歳以上の高齢者に多く、男女比は2：1。経過は緩やかで、日本ではまれな疾患とされているわ。症状としては、最初は無症状のことが多く、健診などで見つかる場合が多いの。易感染性、リンパ節腫大、肝脾腫、末梢血や骨髄でリンパ球の数が激増していて、特に小型の成熟B細胞の数が増加するのよ。そのせいもあって、正常造血が抑制されて、貧血や血小板減少がみられることがあるの。

この疾患の特徴として覚えといてほしいのは、γグロブリンが減少するから**液性免疫が低下**する。と同時に、**T細胞の機能も低下するから、細胞性免疫も低下**することや。

つまり、獲得免疫機能がダウンするわけですね。

せや。その結果、ツ反（ツベルクリン反応）の陰転化が起こる。

治療と看護やで！
—とにかくがん細胞を叩き、それを維持せなあかん

急性白血病の治療の話からいくで。基本的な治療概念は、その名も

156

Total cell kill、つまり、**すべての白血病細胞を根絶させることや**。その目的のためには、段階的な治療がなされる。まずは、抗がん薬などを使って**完全寛解（形態学的完全寛解）**を目指して、寛解導入療法が行われる。

寛解導入療法は、**多剤併用化学療法で行われる**の。"形態学的"というのは、光学顕微鏡で検出できないレベルのことで、体内の白血病細胞数がおおむね 10^9 個以下のことをいうのよ。

10 の 9 乗って、まだまだ腫瘍細胞は体内に存在するってことですね。

せや。その次に寛解後療法を行い、治癒を目指すんや。

治癒ってことは、完全に腫瘍細胞がなくなることをいうのですよね。

そうね。寛解後療法というのは地固め療法と維持療法というのが行われるのだけど、PCR法（わずかに存在する遺伝子を増幅させ、可視化できるレベルまでに増加させる技術）によって検出できないレベルまで叩く、つまり根絶することを目的とすることをいうのね。これを、**分子生物学的完全寛解**というのよ。

抗がん薬の副作用に対する支持療法も大切やな。なかでも白血球減少による感染症が最も重要や。**抗菌薬、手洗い、うがい、無菌室入室、G-CSF**（白血球を増加させるサイトカイン）などの支持療法がなされる。その他、出血や貧血、悪心・嘔吐、下痢なんかも支持療法の対象となるわな。

　その他の治療としては、同種造血幹細胞移植がある。若年者の再発症例や予後中間群・不良群の第一寛解期に対して行われるんや。もちろん、この治療法も副作用があるから、支持療法の併用は大切やな。

　次に慢性骨髄性白血病（CML）の治療を紹介するで。この疾患は、とにかく**急性転化を起こさないことが重要**や。チロシンキナーゼ阻害薬であるイマチニブ、ニロチニブ、ダサチニブの服用や。この3つの薬に対して治療抵抗性があれば、ボスチニブを用いる。

 そのほかには、インターフェロンα、ハイドロキシウレアなどが用

いられたり、チロシンキナーゼ阻害薬に抵抗性のある症例に同種造血幹細胞移植が用いられることがあるの。

次に、悪性リンパ腫の中でも非ホジキンリンパ腫の治療を紹介しとくわな。まあ、治療はリンパ腫の病型によって異なるんやけど、基本は**多剤併用化学療法**と**放射線療法**や。その多剤併用化学療法は、名付けて CHOP 療法というんや。シクロホスファミド（Cyclophosphamide）、ハイドロキシダウノルビシン（Hydroxydaunorubicin、別名：アドリアマイシン）、オンコビン（Oncovin、別名：ビンクリスチン）、プレドニゾロン（Prednisolone、副腎皮質ステロイド）の頭文字をとった化学療法やな。

B 細胞腫瘍に対して、CHOP 療法にリツキシマブ（Rituximab）を併用する R-CHOP 療法が良好な成績を上げているのよ。リツキシマブは抗 CD20 モノクローナル抗体で、B 細胞腫瘍に対して効果のある分子標的薬なの。

ほな、最後に慢性リンパ性白血病（CLL）の治療やな。まあ、これは慢性に経過するから、無症状なら経過観察や。全身症状が現れてきたら、治療対象となる。

その症状には、どんなものがありますか？

体重減少、高度の倦怠感、発熱、盗汗、貧血、血小板減少、リンパ節腫大、肝脾腫による圧迫症状なんかやな。

それらの症状が出ると、どんな治療を行うのですか？

基本は**化学療法**よ。フルダラビン、ベンダムスチン、シクロホスファミド、リツキシマブなどを用いるわ。自己免疫性溶血性貧血の合併の場合は、プレドニゾロンを用いるの。

そんな合併症が出現することがあるのですね。

そうね。**CLL では、自己免疫性溶血性貧血や免疫性血小板減少性紫斑病に類似した免疫が関与する血小板減少症などの自己免疫疾患を合併しやすいの。**なんでも、CLL で増殖する腫瘍細胞自身がこういった自己抗体を産生しているからだと考えられているのよ。

単に増殖するだけじゃなく、自己を攻撃する抗体も産生するのですね。本当にいやな細胞だ。

よし。今日は白血病と悪性リンパ腫という壮大なテーマをやったわけやけど、これらは WHO と FAB 分類という分類法が混在していることが多いから、まだまだ整理が必要や。基本的には治療戦略に適した分類にコミットしていくと信じとる。

　ここで看護師国家試験の過去問を紹介しよか。どや、わかるか？

看護師国試の過去問やで！

急性骨髄性白血病の検査所見で正しいのはどれか。（第 109 回 午後 31 問）

1. 赤血球数が増加する。
2. 血小板数が増加する。
3. 白血球分画に白血病裂孔を認める。
4. ミエロペルオキシダーゼ反応陽性が 3% 未満である。

「3」ですかね。

正解。今回は話に出てこなかったけど、末梢血中の白血球を分化度で未熟なものと成熟したものを比較すると、未熟な芽球と成熟白血球の間の中間型の白血球が非常に少ない「谷」ができるの。これを白血病裂孔といって、急性白血病の特徴なのよ。

白血病裂孔、しっかり覚えておきます。ありがとうございました。

まとめやで！

造血器腫瘍：血液細胞内の遺伝子に、なんらかの異常が生じることで
　　　　　　　血液細胞が腫瘍化し、増殖する疾患のこと
・原因：細菌感染、薬剤、放射線、ウイルスなどが考えられている

・造血器腫瘍：骨髄系腫瘍とリンパ系腫瘍に大別

・骨髄系腫瘍：急性骨髄性白血病、慢性骨髄性白血病など

・リンパ系腫瘍：急性リンパ性白血病、慢性リンパ性白血病、悪性リンパ腫など

・急性骨髄性白血病と急性リンパ性白血病を急性白血病とまとめる

◎急性骨髄性白血病：

造血幹細胞あるいは前駆細胞の遺伝子異常によって分化能が阻害され、骨髄芽球が増殖する疾患

◎急性リンパ性白血病：

遺伝子異常によりリンパ系前駆細胞の段階で分化が停止し、その結果、幼弱なリンパ芽球が増殖する疾患

◎慢性骨髄性白血病：

染色体異常をもつ造血幹細胞の単クローン性の腫瘍増殖による疾患。各成熟段階の顆粒球の増加

◎慢性リンパ性白血病：

増殖した腫瘍細胞が末梢血や骨髄中で認められるもの

◎悪性リンパ腫：

腫瘍細胞がリンパ節などのリンパ組織や皮膚などのリンパ節外の臓器にとどまり、そこで増殖して腫瘤などの病変をつくるもの。病型により、ホジキンリンパ腫と非ホジキンリンパ腫に分かれる

＊急性白血病の治療：Total cell kill（寛解導入療法→寛解後療法）、同種造血幹細胞移植

＊慢性骨髄性白血病の治療：チロシンキナーゼ阻害薬（イマチニブ、ニロチニブ、ダサチニブ）の服用、同種造血幹細胞移植

＊慢性リンパ性白血病の治療：化学療法（フルダラビン、ベンダムスチン、シクロホスファミド、リツキシマブなどを用いる）、合併症の治療

＊悪性リンパ腫（非ホジキンリンパ腫）の治療：CHOP療法＋放射線療法

CHAPTER 8

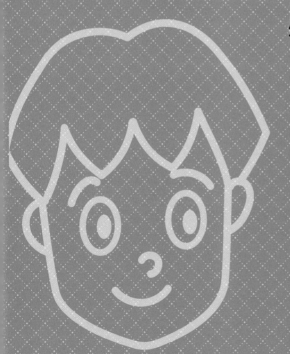

第8章
感染症

1 日和見感染症と手術部位感染

日和見感染症と手術部位感染の図解やで!

> **感染症**
> 感染の成立で、なんらかの"症状"や"徴候"が現れること

日和見感染症
- 宿主側の免疫能の低下によって常在菌が病原性を発揮してしまうこと
- おもな原因微生物:表皮ブドウ球菌、腸球菌、カンジダ属菌

手術部位感染
- 手術や創部・褥瘡処置などの外科的処置による感染症
- 対策:血糖管理、手術30日前からの禁煙、除毛時に皮膚を傷つけない、手術中の適切な予防的抗菌薬の投与、手術室への人の出入りを最小限にするなど

解剖生理学・病態生理やで! —病原体は目に見えへんから厄介や

今回のテーマは「日和見感染症と手術部位感染」や。まあ、この章では感染症の怖さというか、目に見えない病原微生物についての知識をしっかりもってもらうことに着眼点をおくとしようかな。

よろしくお願いします。

まず、「感染」と「感染症」の違いについて説明するで。「感染」と

いうのは、**病原微生物（病原体）がさまざまなルート（感染経路）を経由して体内（宿主）の組織・器官・臓器に定着・侵入し、さらに増殖して、生体になんらかの反応をもたらした状態**をいうんや。

　もし、宿主の免疫力が強かったり、病原微生物の感染力が弱かったりする場合は、宿主から排除される。せやけど、**感染の成立でなんらかの"（自覚的な）症状"や"（他覚的な）徴候"が現れると、**これはもう「感染症」となるわけや。

なるほど。さまざまなルートというのは、どんなものがありますか？

経口感染、経気道感染、接触感染、経胎盤感染、水平感染、母子感染（垂直感染）、媒介物感染など、いろいろあるな。

ん〜〜、接触感染、水平感染、垂直感染というのは何ですか？

接触感染というのは、経皮感染（皮膚感染、咬傷感染）、性行為による感染などのことよ。水平感染というのは、ヒトからヒト、あるいは動物からヒトへの感染で、垂直感染というのは、例えば母乳や出産などを介して母から胎児や新生児へ感染することよ。ちなみに、媒介物感染というのは、食中毒や医療現場での針刺し事故なんかがこれに分類されるわ。

　感染が成立しても発症しない場合を不顕性感染というの。つまり、用語の使い方として、感染＝感染症ではないことに注意してね（図8-1）。

ワシらの体には、微生物なんかそんなにおらんイメージがあるかもしれん。せやけど、実はワシらの体内には実に多くの微生物が潜んどる。いわば、共生生活を送っとるんや。これらの微生物を常在微生物叢（常在細菌叢）、あるいは最近ではおしゃれにフローラとよんどる。

知ってます。腸内には何百兆もの微生物がいるらしいですね。

せや。こういった細菌たちは悪者ではなく、むしろワシらに有益な働きかけをしてくれとる。例えば、さっき浜田君が言うてくれた腸内細菌なんかは、ビタミンKや短鎖脂肪酸をワシらに供給してくれ

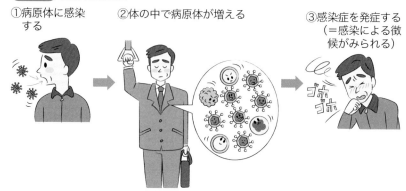

図 8-1 感染と感染症

①病原体に感染する　②体の中で病原体が増える　③感染症を発症する（＝感染による徴候がみられる）

とるし、皮膚におる常在菌なんかは、外部からの悪い微生物の侵入を防いだりしてくれとる。

常在菌は、健康な人にとっては有益な働きかけをしてくれるのだけど、ときに**宿主を攻撃する**ことがあるの。これを内因性感染というのよ。

常在菌の話の次に、今度はワシらに悪影響をもたらす病原体の種類について紹介するわな。**細菌、真菌、寄生虫（原虫、蠕虫（ぜんちゅう）)、ウイルス、プリオン**などがおるんやけど、それぞれ生物学的な特徴はまったく異なるんや（表 8-1）。

プリオンって、タンパク質のみの成分なんですね。これを病原微生物に分類するのは無理がありそうですが……。

そうね。実はウイルスも厳密な意味での生物としての条件には当てはまらず、生物ではなく無生物と扱う学者もいるわ。ただ、医学ではそういった定義はいったん置いておいて、病原性を示す微粒子や微生物を含めて、病原体や病原微生物と総称しているのよ。

ちなみにプリオンというのは、牛やヒトに海綿状脳症を起こす病原体や。この感染症は極めて重篤で、いったん発症すると治療法はない。異常型プリオンに感染した牛を人間が食べると、ある一定の確

表 8-1 病原体の種類

分類	寄生虫		真菌	細菌	ウイルス	プリオン
	蠕虫	原虫				
特徴	多細胞	単細胞	細胞壁、核膜をもつ生物	細胞壁をもち、核膜をもたない単細胞生物	核酸がカプシドに包まれた粒子構造物	核酸をもたない構造物（タンパク質）

率でヒトへの感染が起こると考えられとる。もう20年ほど前かな、狂牛病（牛海綿状脳症）でえらい騒ぎになった。今でも国産の牛は、異常型プリオンに感染しとらんかどうか、全頭検査がなされているんや。

先生、さっき内因性感染というのがありましたが、これはどうして生じるのですか？

本来、常在菌は、宿主に対して有害どころか、有益なことをもたらしてくれる。せやけど、**宿主の状態が変化すると、常在菌はその宿主とのバランスを崩し、病原性を発揮するようになる**んや。大きく分けて、日和見感染、菌交代現象（菌交代症）、異所性感染などがある。

日和見感染というのは、今回のテーマですね。その前に、菌交代現象と異所性感染というのも気になるので、教えてください。

抗菌薬の長期または大量投与なんかが原因で、常在微生物もやられてしまうことがある。その結果、**普段少数しかおらん微生物が大勢を占めるようになって、逆に普段ぎょうさんおる微生物が少数になる状態を、菌交代現象**というんや。

なるほど、それで"菌交代"と呼ぶわけですね。そうすると、その普段少数しかいなかった微生物が悪さをすることがあるわけですね。

そういうこっちゃ。例えば、カンジダ症なんかがそうやな。それか

ら、異所性感染というのは、本来いる常在菌が別の場所に移って、そこで感染症を起こす場合があるわけや。例えば、女性に多い尿道炎・膀胱炎・腎盂腎炎、あとは胆道感染症なんかやな。

では先生、日和見感染というのは？

うん。さっきも言うたように、健常者やと、宿主と常在菌のバランスが保たれ、共生生活がなされとる。せやけど、**宿主側の免疫能、つまり感染防御能が低下すると、今まではええもんであった常在菌であっても病原性を発揮してしまうことがある**。これを日和見感染というんや。

そうなんですか！

そうね。例えば、表皮ブドウ球菌感染症や腸球菌感染症などを起こすのよ。

味方だったものが急に敵となる。ん〜〜、複雑ですね。先生、その敵となる微生物ってどんなものがあるのですか？

その敵のことを、「日和見病原体」とよぶんやけど、**表 8-2** のようなものが代表やな。

ちなみに、免疫力・抵抗力が低下しているヒトのことを易感染性宿主というのだけど、高齢者、新生児などもそうね。その原因には、後天性免疫不全症候群（AIDS）、膠原病、自己免疫疾患などがあるわ。それと、医原性のものもあるのよ。

表 8-2 **日和見病原体**

細菌	緑膿菌、表皮ブドウ球菌、リステリア菌、クレブシエラ、非結核性抗酸菌など
ウイルス	サイトメガロウイルス、単純ヘルペスウイルス、水痘帯状疱疹ウイルス
真菌	*Candida* 属菌、クリプトコックス、*Pneumocystis jirovecii* など
原虫	トキソプラズマ

医原性というのはどういうことですか？

ある種の疾患への治療目的で利用する薬物や処置のことや。例えば、薬剤であればステロイド、免疫抑制薬、抗がん薬などやな。処置としては、手術やカテーテル留置なんかが挙げられる。

ほな、ここで医療関連感染についての話に移ろかな。感染というのは、市中感染と医療関連感染に分類されるんやけど、まあ意味は大体わかるやろう。

はい。医療関連感染というのは医療施設や医療を行う場所で感染することですよね。

せや。医療関連感染は、ほかの患者さんや医療従事者、医療器具、トイレやドアノブ、手すりなんかの院内施設などが感染源になって、飛沫や空気、接触などを介して易感染性宿主に感染させてしまうことが原因や。

実は**医療現場って、医療関連感染のリスクになるものが多々あるの**よ。

治療のために行っていることには感染を起こしてしまうリスクもあり、仕方ない面もあるのですね。

せやな。例えば、血管内留置や尿道留置なんかの**カテーテル留置**やな。その他、**気管内挿管や気管切開を伴う人工呼吸器装着、内視鏡、**そして**手術や創部・褥瘡処置などを行う外科的処置**や。

だから、医療器具の取り扱いや医療行為は手順に気をつけ、医療従事者や患者さんへの常在菌の侵入を予防することが大事ね。また、医療器具の留置・装着が長期になるほど感染リスクが高くなることも覚えておいてね。

ナースにとっても、とても重要ですね。

医療関連感染の中でも特に多いのが、**尿道カテーテルなどが原因となる尿路感染**や。大腸菌やカンジダ、腸球菌や緑膿菌などが原因になることが多いんや。

基本的には、患者さんの状態に合わせてさまざまな治療法を組み合わせるんや。主な治療法は、抗菌薬・免疫グロブリンの投与、循環動態の維持に分けられる。いずれの治療法も、宿主の免疫を助ける、あるいは病原体の病原性や数を低下させることで宿主が回復できるよう介助するものやな。

先生、医療関連感染の場合の治療にはどのようなものがありますか？

さっきも言うたように、医療関連感染にはいろいろあるけど、多いのはカテーテル留置による尿路感染や。その他、カテーテル関連血流感染、人工呼吸器関連肺炎、今回のテーマにもある手術部位感染がある。せやから、感染せえへんような予防策と、もしも感染した場合の対応が重要になるな。

そうですよね。

カテーテル関連尿路感染の予防方法としては、まずはカテーテルの留置期間を短くすることが最も大切や。**カテーテルを必要としている状況かどうかを常にチーム内で評価して、必要がなくなったらできるだけ早期に抜去**する。そしてカテーテルの適切な固定や。

男性と女性とでは固定部位の違いも重要よ。男性は下腹部、女性は大腿部よ。

せやな。それから採尿バッグを膀胱より低い位置に保つ。これは尿の逆流を防ぐためやな。さらに尿回収容器を患者専用にする。カテーテルの定期交換は基本的には不要や。

　感染症を発症した場合の対応としては、原則として感染源であるカテーテルを抜去するか、入れ替えて、尿検査、尿培養、血液培養を行う。そして薬物療法をするんや。

その"発症"した場合というのは、どうやって見分けるのですか。

一般的には発熱、全身倦怠感やな。血液所見ではCRPの上昇、赤沈

亢進、白血球数の増加がみられる。あとは、感染症を起こした部位によっても異なる。消化器なら、嘔吐や下痢、腹痛とか、呼吸器なら咳嗽、喀痰、胸痛、異常呼吸音の聴取なんかやな。

ナースは常にチェックしないといけないことですね。では先生、今回のテーマである手術部位感染についてはどのような予防法と対応があるのですか？

手術部位感染（SSI）の予防策としては、手術時の無菌処置、皮膚切開前 1 時間以内の抗菌剤投与、糖尿病の場合は特に**血糖管理（150～200mg/dL 未満を維持すること）、手術 30 日前からの禁煙、除毛が必要な場合、除毛時に皮膚を傷つけない、術前・術中の適切な予防的抗菌薬の投与、手術室への人の出入りを最小限にすること**なんかが重要やな。

先生、血糖管理ってなぜ必要なんですか？

術後というのは糖尿病の有無にかかわらず、侵襲ストレスで一過性に高血糖になる。術後の高血糖は術後の創部感染なんかの合併症の発生率を上昇させ、その後の創傷治癒や予後にも影響を及ぼすんや。逆に、栄養投与の変更や食欲低下なんかによって低血糖になることもよくある。それらの**合併症を回避することが、術後血糖管理の大事な項目の一つ**になるんや。

低血糖の特徴としては、冷や汗が出る、手足が震える、けいれん、気持ちが悪くなる、動悸がするなどの所見が現れるわ。

ナースは特に注意しなければならないですね。では先生、SSI が生じた場合の対応はどうなりますか？

切開・排膿が最も大切や。また、感染している部位の滲出液などの細菌培養を行いつつ、抗菌剤を投与するんや。

わかりました。術後の創部を毎日チェックすることや、全身状態のチェック（**特に発熱や血圧**）が大事ですね。

そういうこっちゃ。総論的な話になるけど、基本的な考え方として、予防策としては、すべての患者に行う「標準予防策」つまり**スタン**

ダードプリコーションと、特定の病原体の感染経路に沿って感染症患者や病原体保持者に行う「感染経路別予防策」があるんや。

先生、そのスタンダードプリコーションというのは？

まず念頭に置いて絶対忘れたらあかんのが、**血液や体液・患者さんからの分泌物、排泄物、粘膜、傷のある皮膚は感染性をもつものとして扱うこと**や。これを徹底せなあかん。具体的には、手指の衛生（手洗い、消毒）、手袋や必要に応じてプラスチックエプロン（ガウン）の装着、マスク、ゴーグルの着用やな。

それから、注射針のリキャップは禁止ね。

針刺し事故の防止のためですね。

あとは、医療器具の適切な使用や処理、感染性廃棄物の適切な分別や処理などね。

先生、では感染経路別予防策というのはどういったものですか？

うん。次の3つがある。具体的には、①飛沫感染予防策、②空気感染予防策、③接触感染予防策や。

思ったよりシンプルですね。

いやいや、これがほんまに重要なんや。①の場合、**患者さんは原則個室収容または集団隔離、移動時はサージカルマスクの着用（医療従事者もな）**。②の場合、**患者さんは陰圧個室に収容、移動時はサージカルマスク着用、医療従事者はN-95マスクの着用**。③については、**患者さんは原則個室収容または集団隔離、医療器具の専用化を行う。医療従事者は手袋とプラスチックエプロンの着用**や。

　ま、今日はこんなところかな。

医療従事者から患者さんへの感染もあるから、本当に気をつけないといけませんね。病院内だけでなく、日ごろの生活でも医療従事者であることを忘れてはなりませんね。病院などの医療施設は感染リスクとなるものがむしろ多いということも勉強になりました。今日もたくさん勉強になりました。ありがとうございました。

- 体内には多くの微生物と共生生活を送っており、これらを常在微生物叢（常在細菌叢）あるいはフローラとよぶ
- 宿主の状態が変化すると、常在菌は宿主とのバランスを崩し、病原性を発揮することがある〔日和見感染、菌交代現象（菌交代症）、異所性感染〕

<u>日和見感染</u>：宿主側の免疫能、つまり感染防御能が低下すると、今までは無害だった常在菌であっても病原性を発揮してしまうこと

- 医療関連感染：医療施設や医療を行う場所で感染すること。原因は人（ほかの患者や医療従事者）や施設を介して感染すること
- 医療行為の中にも感染リスクとなるものがある。各種のカテーテル留置、人工呼吸器装着、内視鏡検査、手術や創部・褥瘡処置などの外科的処置などが原因となる
- 予防例：カテーテルの留置期間を短くする
- 医療関連感染が発症した場合：原則として感染源であるカテーテルを抜去もしくは交換、原因菌の探索、薬物療法

<u>手術部位感染（SSI）の予防策</u>：手術時の無菌処置、皮膚切開前1時間以内の抗菌剤投与、糖尿病の場合は特に血糖管理、手術30日前からの禁煙、除毛が必要な場合、除毛時に皮膚を傷つけない、術前・術中の適切な予防的抗菌薬の投与、手術室への人の出入りを最小限にすることなど

- SSIが生じた場合：切開・排膿、抗菌剤の投与を行う、術後の創部や全身状態のチェック（特に発熱や血圧）が大切

CHAPTER 9

第9章
呼吸器

1 細菌性肺炎、ウイルス性肺炎、間質性肺炎

細菌性肺炎、ウイルス性肺炎、間質性肺炎の図解やで！

肺炎
肺の炎症性疾患の総称

細菌性肺炎	ウイルス性肺炎	間質性肺炎

細菌感染による肺の急性化膿性炎症・肺胞性肺炎

・症状：咳嗽、膿性痰、悪寒、発熱

・主な原因微生物：肺炎球菌、インフルエンザ菌、緑膿菌、黄色ブドウ球菌など

呼吸器ウイルスによる肺炎と全身感染症の合併症としての肺炎に大別

・主な原因微生物：インフルエンザウイルス、パラインフルエンザウイルス、RSウイルス、アデノウイルス、CMV、HSV、麻疹ウイルス、風疹ウイルスなど

肺の間質部位に炎症や線維化をもたらす疾患の総称

原因：じん肺、過敏性肺炎、医原性、薬剤性、膠原病

原因が不明なもの：特発性間質性肺炎

解剖生理学・病態生理やで！
―原因や場所によって、肺炎もいろいろな種類があるんやで

今回のテーマは「細菌性肺炎、ウイルス性肺炎、間質性肺炎」や。

先生、肺炎での死亡率って、一時 3 位になりましたよね。

せや。2011 年に脳血管疾患を抜いて第 3 位になった。けど、2017 年から誤嚥性肺炎を独立して扱うようになって、肺炎の死亡率は見かけ上は減少したんや。

免疫能が低下する 65 歳以上では、肺炎の発症率・死亡率が急激に高くなるの。肺炎の年齢階級別死亡者数では、65 歳以上が全体の 96％以上を占めているというから驚きでしょ。

肺炎は病原微生物と宿主の免疫力との戦いだから、免疫力が低下すると、どうしても治癒が困難になるのですね。

感染による肺炎の分類としては、図 9.1-1 のように、一般細菌による細菌性肺炎と、一般細菌以外の非定型肺炎に大別されるの。ただし、間質性肺炎のように、感染を原因としない肺炎もあるということがとても重要なの。

　また、肺炎は、肺のどの部位に炎症を起こしているのかによる形態学的分類もあるのよ。**肺実質に炎症が起こるもの**を肺胞性肺炎、**肺胞中隔などの肺の間質に炎症が起こるもの**を、今回のテーマでも

図 9.1-1 **感染による肺炎の分類**

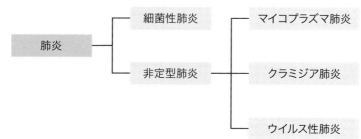

ある間質性肺炎というのよ（図 9.1-2）。

先生、肺炎の症状にはどのようなものがあるのですか？

肺の局所症状と感染による炎症症状に大別すると、前者の中の呼吸器症状としては、**咳嗽、呼吸困難、喀痰、胸痛**など、身体所見としては、**打診にて濁音、触診にて声音振盪の増強、聴診にて断続性ラ音（プツプツ、パチパチという音）**が確認される。胸部 X 線像では肺胞性陰影がみられるんや。後者の場合は、全身症状として**発熱、悪寒、頭痛、関節痛、全身倦怠感**、さらに重症例では**意識障害やショック**などが現れる。身体症状としては**脈拍数・呼吸数増加、脱水**なんかを呈するかな。

肺炎が起こると、本当にさまざまな症状が出るのですね。

それから、治療方針を決めるための分類も大切よ。肺炎を起こした発症の場によって、市中肺炎（CAP）、院内肺炎（HAP）、医療・介護関連肺炎（NHCAP）に分けられるの。死亡率は、HAP、NHCAP、CAP の順で高く、なかでも HAP の一種である人工呼吸器関連肺炎（VAP）は特に死亡率が高いの。

ほな、各論的な話に移るで。まずは、細菌性肺炎や。これは、**細菌感染による肺の急性化膿性炎症**で、多くは**肺胞性肺炎**としてみられる。強い咳嗽に加えて、膿性痰が出ることがあるんや。

図 9.1-2 肺炎の形態学的分類

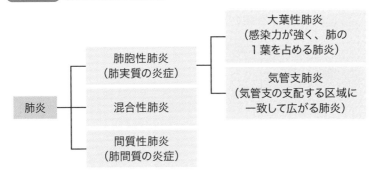

ウイルス性肺炎の場合は、膿性痰は出ないことに注意ね。

ほかには、どんな症状があるのですか？

胸痛、呼吸困難、高熱、全身倦怠感、食欲不振などや。

聴診では、肺胞呼吸音の減弱と水泡音（コース・クラックル）も特徴よ。

血液検査では、白血球の増加、CRP 増加、赤沈亢進、低酸素血症を認めることも重要な所見や。その他、X 線像や CT 像で細菌性肺炎を考える。

細菌にもさまざまな種類がありますが、抗菌薬はどうやって決めるのですか？

確かに、培養検査や薬剤感受性試験をするには時間がかかる。せやから、初期治療、別名エンピリック治療／経験的化学療法というのが行われるんや。

なんですか、それ？

うん。重症例や緊急例は原因微生物の判明まで待ててへんから、最適な抗菌薬がわからん場合がある。そんなとき、**感染部位や患者背景から推定される原因微生物を"幅広くカバーする"抗菌薬（広域抗菌薬）を投与**するんや。それで、原因が判明した後には、原因微生物に有効な**スペクトルの狭い抗菌薬に切り替え、適切な期間投与する**ことになる。

これを最適治療（標的治療）というのよ。

なるほど、患者さんは刻々と病状が進んでいく。時間との闘いでもあり、医療者の経験が必要ですね。

この流れは、細菌感染症だけでなく、今回のテーマではないけれど、真菌などによる感染症の場合でも同じなのよ。

次は、ウイルス性肺炎や。これは、呼吸器ウイルスによる肺炎と、それ以外のウイルスでの全身感染症による合併症としての肺炎に大別される。

細菌との混合感染や、二次性細菌性肺炎を合併することが多いのが

やっかいなところね。おもなウイルス性肺炎の原因は、**表9.1-1**を参考にしてね。

ほな、この中でも今回はサイトメガロウイルス（CMV）肺炎について紹介するわな。ちなみに、新型コロナウイルス感染症（COVID-19）による肺炎もウイルス性肺炎に分類されるんや。

なるほど。

サイトメガロウイルス（CMV）は本来、幼少時に例えば親から子へと感染して、特に症状も出ずに経過、つまり不顕性感染して潜伏感染のまま過ごすわけや。ところが、**なんらかの原因で免疫不全状態となると、CMVは再活性化して回帰発症する**わけやな。

ヘルペスウイルスも、そんな感じでしたね。

せや。それで、肺炎や肺炎以外にも重篤な全身感染症をきたすってわけやな。

免疫不全状態になる原因としては、ステロイドや免疫抑制薬の投与中、悪性腫瘍、HIV感染症でのAIDS発症などがあるわ。

なるほど。健常人であれば恐れるウイルスではないけれど、免疫能が低下すると活発になるわけですね。

せや。症状としては、発熱、呼吸困難、乾性咳嗽などがみられる。それから、喀痰検査で、核内封入体を有する巨細胞、俗名"フクロ

表9.1-1 ウイルス性肺炎の原因ウイルス

- インフルエンザウイルス
- RSウイルス
- ライノウイルス
- ヒトメタニューモウイルス
- コロナウイルス
- アデノウイルス
- エンテロウイルス
- EBウイルス
- 水痘・帯状疱疹ウイルス
- サイトメガロウイルス
- 麻疹ウイルス　など

ウの目 ”とよばれる異常細胞が現れるというのが特徴やな（図 9.1-3）。これは試験に出るし、特徴的な所見やから診断に重要や。

　よし。次は、間質性肺疾患（間質性肺炎）や。今日は盛りだくさんやな。まず、解剖生理学的に、肺における間質とはどこの部位を指すかをみとこ（図 9.1-4）。

肺胞と肺胞の間を埋める部分ですね。

そういうこっちゃ。せやから、さっきまで言うてた肺炎というのは、肺胞性肺炎で肺の実質に炎症が起こる。一方、間質性肺炎というのは肺胞を取り囲む間質に炎症が起こるんや。

ふんふん、なるほど。

間質性肺炎は、その原因によって、表 9.1-2 のように分類されるのよ。

間質性肺炎の病態で重要なのは、**拘束性換気障害や肺拡散能障害などの機能低下**を招き、呼吸困難などの症状が出ることや。

間質に炎症が起こるということは、その部位は肥厚しますね。

そう。そのため、拘束性の換気障害が起こり、**肺は十分に膨らむことができない**から、**肺活量が低下**するのよ。また、間質の肥厚から拡散能の低下を招くことも容易に想像できるわ（図 9.1-5）。

ほな、間質性肺炎の中の特発性間質性肺炎（IIPs）について紹介す

図 9.1-3 喀痰検査での核内封入体（フクロウの目）

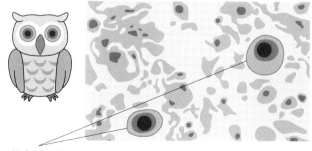

核内封入体

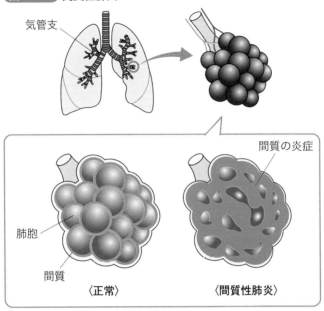

図 9.1-4 間質性肺炎

気管支

間質の炎症

肺胞

間質

〈正常〉　　　　〈間質性肺炎〉

表 9.1-2 間質性肺炎の分類

原因が判明しているもの
・職業・環境→じん肺、過敏性肺（臓）炎 ・医原性→放射線肺（臓）炎、薬剤性肺障害 ・膠原病
原因が不明なもの
・特発性間質性肺炎（IIPs）

るわな。これは指定難病の一つなんやけど、原因は、薬物や粉じん
の吸入、膠原病やサルコイドーシスなどの全身性疾患のほか、さま
ざまあるんやけど、原因が特定できんものをいうんや。

 その中でも病理組織パターン、臨床像、画像所見などから総合的に

図 9.1-5 拡散障害

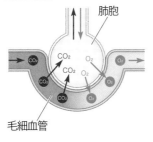

肺胞

毛細血管

〈正常〉

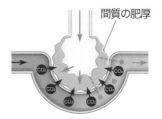

間質の肥厚

酸素の移動が妨げられる

〈拡散障害〉

判断して、さらに細かく分類されるのよ。なかでも特発性肺線維症（IPF）の頻度が高く、半数以上を占めるの。

IPF は慢性かつ進行性の線維化・蜂巣肺形成を特徴とする肺疾患やな。好発は 50 歳以上の男性喫煙者や。

先生、症状としては……？

乾性咳嗽、徐々に増悪する労作性呼吸困難、ばち指なんかが代表やな。

ばち指は、貧血でも起こりましたね。酸素不足が原因ですね。

せやな。その他の検査所見としては、**肺活量の低下、肺拡散能の低下、動脈血酸素分圧の低下**なんかがある。聴診で、特に**吸気時に捻髪音（パチパチという音）を聴取**する。

この疾患の終末像ともいえる**蜂巣肺**もこの疾患の特徴ね。これは、肺胞構造が破壊されて置き換わった線維化病変の中に、不規則に拡張した気腔が多数形成され、まるで蜂の巣のような構造を呈するものなの（図 9.1-6）。

すごい変化ですね。

CHAPTER
9

呼吸器

1

細菌性肺炎、ウイルス性肺炎、間質性肺炎

図 9.1-6 蜂巣肺の胸部 CT 像

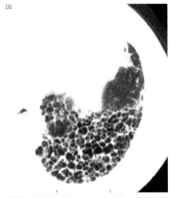

新井徹．肺がカチカチになる疾患：間質性肺炎．呼吸器ケア．15（4），2017，p.327 より転載.

治療と看護やで！
―肺炎の原因によって、治療も変わってくるんやで

🐼 ほな、最初に細菌性肺炎の治療や。エンピリック治療→最適治療という流れの話は、さっきしたよな。

🧑 はい。

🐼 基本的な戦略は、抗菌薬を用いた薬物療法が主体や。原因微生物に感受性のある抗菌薬の投与、これが大事や。対症療法として安静、保温、電解質バランスや脱水の補正なんかも行われる。

🧑 先生、その肺炎を起こす細菌にはどのようなものがあるのですか？

👩 表 9.1-3 が主な原因微生物よ。CAP では肺炎球菌、HAP や NHCAP では黄色ブドウ球菌、肺炎球菌、緑膿菌などが多いのよ。感染した微生物の種類によっても所見が異なることがあるの。例えば、肺炎球菌では鉄さび色の喀痰を伴うこと、大葉性肺炎を起こし、菌血症をきたして重症化することもあるのよ。緑膿菌では、緑色の喀痰や膿を伴うのが一般的ね。緑膿菌は易感染性患者への日和見感

表 9.1-3 肺炎の原因微生物

		好気性	嫌気性
グラム陽性球菌		・肺炎球菌 ・黄色ブドウ球菌	・ペプトストレプトコッカス属
グラム陰性菌	球菌	・モラクセラ属	―
	桿菌	・インフルエンザ菌 ・クレブシエラ（肺炎桿菌） ・緑膿菌 ・腸内細菌群（大腸菌など） ・アシネトバクター属	・フゾバクテリウム属 ・ポルフィロモナス属 ・プレボテラ属 ・バクテロイデス属

染の代表格よ。さらにこの細菌の厄介なところは、**バイオフィルムを形成するため抗菌薬が届きにくく、治療抵抗性を示す**の。HAP の原因微生物として最多の細菌よ。

あと、MRSA、つまりメチシリン耐性黄色ブドウ球菌のことも触れとかなあかんな。

聞いたことがあります。

これは**β-ラクタム系薬**などに対する**多剤耐性菌**で、医療関連感染の主要な病原微生物や。術後の創感染による膿瘍や敗血症、肺炎などを起こすことがある。これは複数の系統の抗菌薬に対して耐性をもつさかい、肺炎は難治性になる。

MRSA、やっかいですね。

その他の治療としては、患者さんの重症度に合わせて O_2 の投与、人工呼吸管理。それから一般的に行われているわけやないが、患者の病態に合わせて、敗血症性ショックを伴う場合はステロイドや免疫グロブリン、白血球減少を伴う場合は G-CSF の投与などがある。

　ほな、次にサイトメガロウイルス肺炎についての治療にいこか。基本はやはり薬物療法。抗 CMV 薬であるガンシクロビル、バルガンシクロビルの投与やな。

なるほど。

次は、IIPs の中の特発性肺線維症（IPF）の治療や。これは、IIPs の中で最も頻度が高い進行性線維化肺疾患で不可逆的な病態やから、進行を遅らせることを目標とするわけや。まずは、薬物療法。安定期にはピルフェニドン、ニンテダニブの投与、N-アセチルシステイン吸入療法などが行われる。急性増悪時には、ステロイドパルス療法に加え、免疫抑制薬の併用もなされる。

ピルフェニドンというのは世界初の抗線維化薬で、日本では 2008 年に初めて承認されたのだけど、効能として、抗炎症作用と抗線維化作用を併せもつ薬なの。

どんどん医学は進歩していくのですね。

せやな。それから非薬物療法としては、安定期やと在宅酸素療法、呼吸リハビリテーションが主で、そのほか、年齢次第では肺移植を考慮することもある。急性増悪時には補助換気療法などの呼吸管理が行われるんや。よし、今日はここまでや。

肺はなんといっても呼吸を行う臓器だから、生命に直結しますね。肺炎には微生物が原因のものと、そうではないものがあることも勉強になりました。今日もありがとうございました！

まとめやで！

肺炎：一般細菌による細菌性肺炎、一般細菌以外の非定型肺炎（ウイルス性肺炎、マイコプラズマ肺炎、クラミジア肺炎）に大別される。ただし、間質性肺炎のように、感染を原因としない肺炎もあることも重要

　肺炎一般症状：呼吸器症状（咳嗽、呼吸困難、喀痰、胸痛など）、身体所見（打診にて濁音、触診にて声音振盪の増強、聴診にて断続性ラ音）、全身症状（発熱、悪寒、頭痛、関節痛、全身倦怠感、重症例では意識障害やショックなど）、身体症状（脈拍数・呼吸数増加、脱水）

細菌性肺炎：細菌感染による肺の急性化膿性炎症。多くは肺胞性肺炎

　治療：エンピリック治療／経験的化学療法⇒最適治療（標的治療）、患者の重症度に合わせて O_2 の投与、人工呼吸管理

ウイルス性肺炎：呼吸器ウイルスによる肺炎と、それ以外のウイルスによる全身感染症の結果生じる合併症としての肺炎に大別される

　治療（CMV の場合）：抗 CMV 薬であるガンシクロビル、バルガンシクロビルの投与

間質性肺炎：肺胞を取り囲む間質に炎症が起こること

　特徴：拘束性換気障害や肺拡散能障害などの機能低下を招き、呼吸困難などの症状が出現し、肺活量が低下する。なかでも特発性肺線維症（IPF）の頻度が高い。IPF は慢性かつ進行性の線維化・蜂巣肺形成を特徴とする肺疾患

　治療：薬物療法。安定期にはピルフェニドン、ニンテダニブの投与、N-アセチルシステイン吸入療法。急性増悪時には、ステロイドパルス療法、免疫抑制薬の併用

2 慢性閉塞性肺疾患 と気管支喘息

慢性閉塞性肺疾患と気管支喘息の図解やで！

慢性閉塞性肺疾患 (COPD)

病態：気流閉塞（不可逆的な気流
制限）と肺過膨張を特徴とする
肺疾患

原因：おもにタバコ

障害部位：末梢気道

病変：末梢気道病変、肺胞の気腫
性病変

特徴：1秒量（FEV$_1$）・1秒率
（FEV$_1$%）低下

気管支喘息

病態：慢性気道炎症、気道過敏性
の亢進、気流制限（可逆的）

成因：I型アレルギー

原因：ハウスダスト、ペット、カビ、
運動、気温、気圧、アルコール、
薬物、タバコ、疲労やストレスな
ど

解剖生理学・病態生理やで！
―気道が狭くなったら特に呼息がしにくくなるんや

🐶 今日のテーマは、「慢性閉塞性肺疾患と気管支喘息」や。どっちも**閉
塞性換気障害**に分類される疾患やな。閉塞性換気障害をきたす疾患
には、びまん性汎細気管支炎もあるけど、今回は前者2つを扱うわ
な。

🧑 はい。先生、同じ閉塞性換気障害でもその機序は異なるわけですね。

🐼 そうや。まず、それぞれ障害を受けやすい部位というのがあってな、こんな感じや（図 9.2-1）。

❶ 慢性閉塞性肺疾患（COPD）

🐼 ほな、まず COPD から見ていこか。COPD の危険因子といえば？

🧑 タバコですね。

🐼 せや。タバコの煙に含まれる有害物質が気道や肺に炎症をきたし、それに伴って集まってきた炎症細胞から分泌される活性酸素やプロテアーゼが組織を傷害する。それによって、さらに炎症が増強されるんや。**組織の破壊と再生が繰り返されるうちに、不可逆的な状態にまで傷害が進行する**、とまあこんな感じや。

👩 COPD は**末梢気道の病変**と**肺胞の気腫性病変**があるのだけど、**これらが複合的に作用する**のよ。末梢気道病変では、炎症によって気道壁が肥厚・狭窄し、気道分泌物が貯留する。気腫性病変では、肺胞構造が破壊されて気腔が拡大するの。すると、図 9.2-2 のように肺

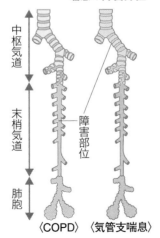

図 9.2-1 **COPD と気管支喘息の障害部位**

中枢気道
末梢気道
肺胞
障害部位
〈COPD〉　〈気管支喘息〉

図 9.2-2 COPD の病態

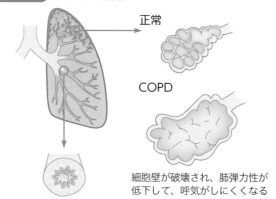

正常

COPD

細胞壁が破壊され、肺弾力性が
低下して、呼気がしにくくなる

末梢気道病変により気道壁が
肥厚し、気道が狭窄する。
分泌物が貯留する

岡田真彦. "換気障害：慢性閉塞性肺疾患（COPD）". ナーシング・グラフィカ EX 疾患と看護①呼吸器. メディカ出版, 2020, p.131 より一部改変.

図 9.2-3 樽状胸郭

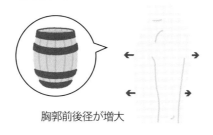

胸郭前後径が増大

胞が縮みにくくなると同時に、末梢気道の虚脱が起こるの。

😊 すると、どんな症状が起こるのですか？

🐼 初期には、咳嗽、喀痰の増加、進行例やと労作時呼吸困難、チアノーゼ、呼気延長、口すぼめ呼吸、樽状胸郭なんかが出現してくる。

😮 樽状胸郭ってなんですか？

👩 肺の過膨張により胸郭の前後径が増大するのよ（図 9.2-3）。

🐼 呼吸機能検査では、気流閉塞のためにスパイログラムで1秒量

（FEV$_1$）と１秒率（FEV$_1$%）が低下することは重要やな。気管支拡張薬を吸収しても FEV$_1$% が 70% 未満やったら、完全に正常化しない閉塞性換気障害であると判定されるわけや。これは COPD の診断に必須やな。

やはり、タバコは吸わないほうがいいですね。

❷ 気管支喘息

ほな、次は気管支喘息や。これも気道の狭窄が起こるわけやけど、COPD と違って、**Ⅰ型アレルギーが根本原因**として考えられとる。

アレルギーって、いわゆる自己の免疫が自分の身体に不利益をもたらす病態でしたね。

せや。Ⅰ型アレルギーはマスト（肥満）細胞から放出されるヒスタミン、そして IgE なんかが関わる。これは解剖生理学で習ったと思う。気管支喘息は、いろんなトリガー（引き金）が要因となって引き起こされる。

そのトリガーというのは？

ハウスダスト、ペット、カビ、運動、気温、気圧、アルコール、薬物、タバコ、疲労やストレス、あと時間帯（夜間や明け方）などがあるわね。そして、発作が起こると、**気道狭窄による咳嗽や呼吸困難、喘鳴など**が起こるの。聴診では、**「ヒューヒュー」という笛音**が聞こえるの。

しかし、アレルギー反応がなぜ気道狭窄を起こすのですか？

ええ質問や。まず、**炎症細胞から分泌される種々の炎症性サイトカインが、気管にある平滑筋の収縮や粘膜・粘膜下の浮腫、粘液の分泌亢進、気道上皮細胞の破壊や剥離**を起こす。

平滑筋の収縮ということは、気道内腔の直径が狭くなりますね。

せや。ほんでこれが慢性化すると、組織変性が起こり、さらに内腔が狭まるわけやな。

これを**リモデリング**といって、**粘膜下腺過形成、上皮下線維増生、**

平滑筋肥大などが起こるの。

気管支喘息の診断はどうするんですか？

いろいろあるけど、COPD と同じでスパイログラムやフローボリューム曲線が閉塞性換気障害のパターンを示すことが重要やな（図9.2-4）。ただ、喘息の場合は気管支拡張薬を吸入すると比較的速やかな改善がみられる。これは COPD とは異なる部分や。

治療と看護やで！
―病気と付き合いつつ、悪化・進行を遅らせなあかん

❶ COPD

ほな、COPD の治療の話や。COPD は進行性の疾患やさかい、症状と QOL の改善、運動耐容能と身体活動性の向上、増悪の予防などを達成するために、重症度と病態の評価、経過観察、危険因子の回避、安定期・増悪期の管理を計画・実行せなあかんのや。

病期分類は対標準 1 秒量（%FEV$_1$）で定義されるのよ（表9.2-1）。1 秒率（FEV$_1$%）と表記が似ているから気をつけてね。

病状の評価・管理がとても重要になりますね。

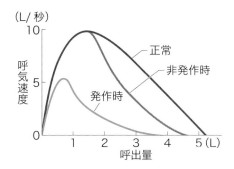

図9.2-4 **気管支喘息のフローボリューム曲線**

（L/秒）

正常

非発作時

発作時

呼気速度

呼出量

表 9.2-1 COPD の病期分類

病期		特徴
I 期	軽度の気流閉塞	%FEV$_1$ ≧ 80%
II 期	中等度の気流閉塞	50% ≦ %FEV$_1$ < 80%
III 期	高度の気流閉塞	30% ≦ %FEV$_1$ < 50%
IV 期	極めて高度の気流閉塞	%FEV$_1$ < 30%

%FEV$_1$ ＝対標準 1 秒量

日本呼吸器学会 COPD ガイドライン第 6 版作成委員会. COPD（慢性閉塞性肺疾患）診断と治療のためのガイドライン第 6 版 2022. メディカルレビュー社, 2022, p.2 より転載.

😷 安定期やと、まずはなんといっても**禁煙**。そして感染症予防のための**ワクチン摂種**やな。

🧑 ワクチン？

👩 そう。**感染が増悪の引き金になることもあるので、インフルエンザや肺炎球菌のワクチン接種を行う**のよ。

😷 それから、呼吸リハビリテーションのためのセルフマネジメント教育をしっかりするこっちゃ。**運動療法、呼吸トレーニング（口すぼめ呼吸）、栄養指導**などや。

👩 これはとても重要よ。呼吸機能の悪化によって運動量が減ると、食欲不振や栄養状態の悪化を招き、さらに呼吸運動が悪化するという悪循環になるので、それを断ち切るためにも、患者さんによる自分自身の病態の理解や、医療者の介入が重要になるの。

😷 薬物療法としては、気管支拡張薬〔抗コリン薬、β_2 刺激薬、メチルキサンチン（テオフィリン薬）〕、吸入ステロイドなんかも重症度によって単剤投与あるいは併用される。

🧑 症状の改善が期待できますね。

😷 それから、重症例で適応となる在宅酸素療法（HOT）やな。適応基準は酸素分圧、つまり PaO$_2$ ≦ 55Torr やな。これを行うことで、QOL の改善や生存率の改善が期待できる。

😊 酸素の状態を評価するため、パルスオキシメーターでSpO_2のモニタリングを行うこと、そして高酸素吸入による **CO_2ナルコーシス** に注意ね。

😀 CO_2ナルコーシス、学生時代に習いました。平常時低酸素状態の患者さんが、**高濃度の酸素を吸うことで呼吸中枢が抑制される** のでしたね。

🐶 せや。よう覚えとった。それから、内科的治療で改善しない場合は、肺の気腫性病変部位を取り除く目的で肺容量減量手術という手術療法が行われることもあるが、呼吸苦の効果は5年くらいしかない。

🐶 次に、増悪期や。名付けて ABC アプローチ。

😀 ABC！？

🐶 せや。抗菌薬（antibiotics）、気管支拡張薬（bronchodilators）、ステロイド（corticosteroids）や。そして、必要に応じて酸素療法も行われる。それでも改善せえへん場合は、補助換気療法として **非侵襲的陽圧換気（NPPV）** が行われるんや。

😊 なんといっても、増悪を予防することが大切ね。禁煙、ワクチン接種、呼吸リハビリテーション、長時間作用性気管支拡張薬、そして患者さんがしっかりセルフマネジメントを理解し、医療者と協力していくことね。

😀 けっこう大変ですね。やはり患者さんの自分自身の病気への理解って大切ですね。

❷ 気管支喘息

🐶 次は気管支喘息の治療や。実はワシも昔は喘息もちやったから、このつらさはようわかる。基本的には長期管理薬を毎日決まった時間に使用、発作時には発作治療薬を用いることやな。非発作時は、薬物療法として、**長期管理薬（コントローラー）** と称する吸入ステロイド（ICS）、長時間作用性β_2刺激薬（LABA）、ロイコトリエン受容体拮抗薬（LTRA）、テオフィリン徐放製剤（SRT）、長時間作用性抗

コリン薬（LAMA）などを用いる。

👧 発作時への対応はどうなりますか？

🐼 **発作治療薬（リリーバー）**と称する短時間作用性β₂刺激薬（SABA）、全身性ステロイド（内服または静注）、アミノフィリン、アドレナリン、短時間作用性抗コリン薬（SAMA）なんかを用いるんや。

👩 重篤な発作時には酸素投与、気管挿管、人工呼吸管理などを行うこともあるのよ。

👦 喘息ってよく耳にしますが、発作が起こると怖いですね。

👩 喘息は非発作と発作を繰り返す疾患であり、完治する例は一部に限られるの。だから、急性期における発作の治療とともに、慢性期（非発作時）のコントロールが大切になるわ。

👦 なるほど。完治は難しいのですね。だから、長期管理を行うことで呼吸機能を可能な限り正常化して、患者のQOLを改善することが大切になりますね。

🐼 よし。今日の話はここまで。最後に看護師国家試験の過去問を1つ紹介しよか。どや、わかるか？

看護師国試の過去問やで！

慢性閉塞性肺疾患について正しいのはどれか。（第106回午後28問）
1. 残気量は減少する。
2. ％肺活量の低下が著明である。
3. 肺コンプライアンスは上昇する。
4. 可逆性の気流閉塞が特徴である。

👦 これは簡単です。「2」です。

👩 違うわ。1秒率は低下するのだけど、％肺活量（%VC）の低下は必

ず生じるわけではないの。答えは、「3」よ。肺コンプライアンスとは、ある圧をかけたときの肺の膨らみやすさのことで、高いと肺は膨らみやすい。COPDでは肺コンプライアンスは上昇するのよ。

よく覚えておきます！ありがとうございました。

まとめやで！

慢性閉塞性肺疾患（COPD）と気管支喘息は、共に閉塞性換気障害に分類される疾患

COPD

- ・危険因子：タバコ
- ・病態：末梢気道の病変と肺胞の気腫性病変
- ・症状：①初期：咳嗽、喀痰の増加。②進行例：労作時呼吸困難、チアノーゼ、呼気延長、口すぼめ呼吸、樽状胸郭などが出現
- ・呼吸機能検査：1秒量（FEV_1）と1秒率（$FEV_1\%$）が低下する（気管支拡張薬を吸収しても$FEV_1\%$が70%未満）
- ・治療：①安定期：禁煙、ワクチン、運動療法、呼吸トレーニング（口すぼめ呼吸）、栄養指導、薬物療法、在宅酸素療法、手術療法。②増悪期：ABCアプローチ（抗菌薬 antibiotics、気管支拡張薬 bronchodilators、ステロイド corticosteroids）、酸素療法、非侵襲的陽圧換気（NPPV）

気管支喘息

- ・病態：Ⅰ型アレルギー〔トリガー：ハウスダスト、ペット、カビ、運動、気温、気圧、アルコール、薬物、タバコ、疲労やストレス、時間帯（夜間や明け方）〕。炎症細胞から分泌される種々の炎症性サイトカインが、気管にある平滑筋の収縮や粘膜・粘膜下の浮腫、粘液の分泌亢進、気道上皮細胞の破壊や剥離を起こす
- ・症状：気道狭窄による咳嗽や呼吸困難、喘鳴など
- ・呼吸機能検査：COPDと同様、スパイログラムやフローボリューム

曲線が閉塞性換気障害のパターンを示す（ただし、喘息の場合は気管支拡張薬を吸入すると比較的速やかな改善がみられる）

・治療：①非発作時：長期管理薬〔コントローラー：吸入ステロイド（ICS）、長時間作用性 β_2 刺激薬（LABA）、ロイコトリエン受容体拮抗薬（LTRA）、テオフィリン徐放製剤（SRT）、長時間作用性抗コリン薬（LAMA）など〕。②発作時：発作治療薬〔リリーバー：短時間作用性 β_2 刺激薬（SABA）、全身性ステロイド（内服または静注）、アミノフィリン、アドレナリン、短時間作用性抗コリン薬（SAMA）など〕

＊重篤な発作時には酸素投与、気管挿管、人工呼吸管理などを行うこともある

3　気胸、胸水、膿胸

気胸、胸水、膿胸の図解やで！

気　胸	胸　水	膿　胸
なんらかの理由で胸膜腔の中に空気（大気）が侵入し、陰圧が崩れ、肺の弾性収縮力によりしぼんでしまう状態 分類：自然気胸、外傷性気胸、医原性気胸 ＊緊張性気胸：胸腔内に一方向的に空気が流入し続ける状態。縦隔の健側偏位、胸腔内圧の異常上昇、横隔膜の低位が起こり、最悪の場合は呼吸・循環動態の悪化につながる	胸膜腔に胸膜液が過剰に貯留した状態 性質：膿胸、血胸、乳び胸 性状：滲出性・漏出性に大別 滲出性胸水の原因：胸膜炎 漏出性の原因：うっ血性心不全、肝硬変、ネフローゼ症候群	膿性の胸水 ・急性膿胸：経過が３カ月未満のもの ・慢性膿胸：３カ月以上経過したもの。胸膜の肥厚がみられることが多い 色は黄色または白色、混濁で悪臭を伴うことがある

解剖生理学・病態生理やで！
─胸膜の病気にもいろいろあるんやで

今回のテーマは、「気胸、胸水、膿胸」や。

先生、胸膜って、いまいちイメージがわかないんですけど、どういう構造でしたっけ？

確かに、これはややこしい。医療系学生がつまずくポイントの一つやな。まず胸膜というのは、肺の表面を覆う**臓側胸膜**と胸郭を覆う**壁側胸膜**に分かれる。それで、これらは**肺門のところで折り返し、互いにつながってるんや**（図 9.3-1）。

ということは、臓側胸膜と壁側胸膜の間にごくわずかな空間ができるのね。それを胸膜腔というのよ。**胸膜腔は常に陰圧に保たれてる**から、肺の膨らみが維持され、胸郭の運動に合わせて膨らんだり、縮んだりできるの。

なるほど。2 枚の膜はつながっていて、腔ができるわけですね。

せや。肺は膨らんだり縮んだりするから、当然摩擦が起こる。それを緩和するためにも胸膜腔（臨床では胸腔とよぶことが多い）に適度な胸水（胸膜液）が入っとるんや。

潤滑液としての役割ね。胸水は胸膜の毛細血管から間質液が滲み出すことで産生されるの。

産生があれば、吸収もある。

そうね。おもに胸膜のリンパ管から吸収されるの（図 9.3-2）。

この産生と吸収のバランスが整って、初めて潤滑油としての胸水が機能するわけやけど、**なんらかの原因で胸膜液が増加したら……**。

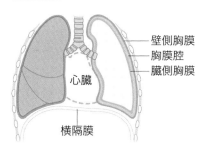

図 9.3-1 胸膜

壁側胸膜
胸膜腔
臓側胸膜
心臓
横隔膜

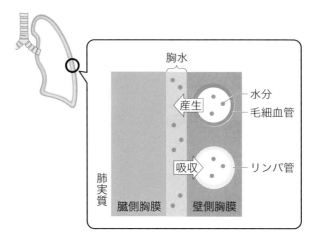

図 9.3-2 胸水（胸膜液）の役割

胸水
水分
毛細血管
産生
吸収
リンパ管
肺実質
臓側胸膜
壁側胸膜

医療情報科学研究所. 病気がみえる vol.4 呼吸器. 東京, メディックメディア, 2007, p.291 を参考に作成.

それが胸水の貯留、というわけですね。

せや。胸水の産生はおもに、毛細血管の透過性、静水圧、膠質浸透圧の3つの要素に影響されとるんやけど、これらのどれか1つでも異常を起こすと、産生量が増加する。あるいは、リンパ管からの吸収量が低下することによっても胸水が溜まる原因となるわけやな。

大量に胸水が溜まると、胸水貯留部において打診で**濁音**、聴診で**肺胞呼吸音の減弱、音声振盪の減弱**の所見を呈するのよ。

胸水が溜まっとると診断すれば、その原因を調べなあかん。

胸腔穿刺を行って、胸水を採取するのですね。

せや。ただ、原因が明らかな場合はあえて胸水検査はせず、経過観察することもある。胸水を調べた場合、胸水の性状は**滲出性**と**漏出性**に大別されるんや。

たしか、病理学で、滲出液というのはタンパク質の含量が多い液で、濾出液というのはタンパク質をあまり含まない液と習いました。それと関係がありますか？

そう。よく覚えていたわね。その**濾出液が胸水あるいは腹水の場合を漏出液とよぶ**のよ。ちなみに、"Lightの基準"というものがあってね、滲出性胸水の定義は「胸水タンパク／血清タンパク＞0.5」よ。

滲出性胸水の原因としては、胸膜炎が多いんや。

なぜ胸膜炎になるのですか？

胸膜炎の原因には、**がん性胸膜炎、結核性胸膜炎、細菌性胸膜炎**なんかがあるんや。

この場合の胸水の性状は、**淡黄色、黄褐色、血液、混濁**など、さまざまよ。原因疾患ごとに胸水の性状が異なるから、診断に有用な情報を与えてくれるの。ちなみに、胸水が膿性であれば膿胸、血性であれば血胸、乳び液であれば乳び胸と呼ぶのよ。

一方の漏出性胸水の場合の原因としては、うっ血性心不全による静水圧上昇、それから肝硬変やネフローゼ症候群による膠質浸透圧の低下があるで。

静水圧上昇はわかりますが、なぜ肝硬変やネフローゼ症候群で胸水が増えるのですか？

肝硬変は肝機能低下によってアルブミンの産生量が低下する。ネフローゼ症候群はタンパク尿によって血中アルブミン量が低下する。ということは、**血液中のアルブミンが発生源となる膠質浸透圧、つまり、血管外の水分の吸い込み力が低下する**ことになるわね。すると、血中から血管外へ漏出する液量が増えるのよ。

なるほど！

漏出性胸水の外観は、淡黄色か透明が多い。それで、胸水の採取や除去やけど、これは胸腔穿刺や胸腔ドレナージで行うわけや。穿刺前には超音波検査で胸水の量や位置を必ず確認して行うんや。針で肺を刺してしまわんように、というのが一番の理由や。

安全に行うためですね。では、先ほど膿胸というのがありましたが、今回のテーマでもありますので、もう少し詳しく教えていただけませんか？

よっしゃ。まず、胸腔内に膿性の胸水が貯留した状態を膿胸というのはわかるな？

はい。

次に、**経過が 3 カ月未満のものを急性膿胸といい、細菌性肺炎や肺膿瘍に続発して生じることが多い**んや。3 カ月以上経過したものは慢性膿胸という。この場合は、**胸膜の肥厚**がみられることが多い。

膿胸の色は、黄色または白色、混濁で悪臭を伴うことがあるの。膿なので、中には好中球がたくさん含まれているわ。

肺膿瘍ってなんですか？

微生物による化膿性炎症のため、肺実質が破壊されて膿瘍を形成したものよ。肺炎の重症化や慢性化によって起こるの。病変が胸膜に達し、膿瘍が胸膜腔に交通すると膿胸がみられるのよ。

なるほど、そういうことですね。

ほな、次は気胸についての病態をみていこか。さっき教えたように、胸膜腔は陰圧に保たれとるさかい、本来、肺は胸壁から離れずに広がった状態に保たれているわけや。

はい。

ところが、や。なんらかの理由で胸膜腔の中に空気（大気）が侵入するとどうなる？

陰圧が崩れて大気圧と等しくなってしまいます。

ほな、肺はどうなる？

肺は自らの弾性収縮力でしぼんでしまいます。

そうや。そういうこっちゃ。それが気胸という状態やな（図 9.3-3）。

なるほど。空気が胸腔の中に過剰に入っているので気胸というのですね。先生、気胸が起こる原因はなんですか？

うん。気胸は、原因によって、自然気胸、外傷性気胸、医原性気胸に分類される。さらに、自然気胸は原発性と続発性に細分化されるんや。

いずれの原因であっても緊張性気胸が起こり得るため、迅速な診断・

図 9.3-3 気胸の病態

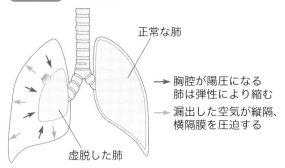

正常な肺

→ 胸腔が陽圧になる
肺は弾性により縮む

→ 漏出した空気が縦隔、
横隔膜を圧迫する

虚脱した肺

後藤順一. "胸膜・縦隔疾患：気胸／血胸". ナーシング・グラフィカ EX
疾患と看護①呼吸器. メディカ出版, 2020. p.248 より一部改変.

図 9.3-4 緊張性気胸

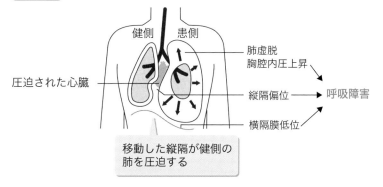

健側　患側

圧迫された心臓

肺虚脱
胸腔内圧上昇

縦隔偏位 → 呼吸障害

横隔膜低位

移動した縦隔が健側の
肺を圧迫する

治療を要するのよ。

あれ？　緊張性気胸という、また別の気胸の種類があるのですか？

緊張性気胸というのは、**胸腔内に一方向的に空気が流入し続ける状態で、肺が完全に虚脱するばかりか、胸腔内の気圧がどんどん高くなって、縦隔を圧迫して健側に偏位させ、最悪の場合は呼吸・循環動態の悪化を引き起こすもの**なの。つまり、**低血圧などのショック状態となり、短時間で心停止に至る危険性もある**のよ。どの気胸の種類であっても起こり得るものなの（図 9.3-4）。

😠 せやさかい、**迅速な診断と胸腔ドレナージ（通常はまず、太い針を使う）による脱気（穿刺脱気）が必要**なわけや。

😮 胸部にたくさん空気があると、心臓や健側の肺が圧迫される。これは確かに、迅速な診断が必要ですね。

😠 せや。自然気胸はあとで説明するさかい、外傷性気胸、医原性気胸だけ簡単に触れとくと、前者は交通事故などによって外傷を患ったときにみられる気胸やな。医原性は、医療行為に伴って起こるもの、たとえば、人工呼吸管理時の肺胞破綻、中心静脈カテーテル挿入時、後腹膜臓器手術、経皮肺針生検などが原因となる。

😟 医療行為も大変な合併症がみられる場合があるのですね。どの処置に対して、どのような合併症が起こり得るか、その組み合わせを知っておくことが大切ですね。

😠 ほな、次の自然気胸。まず原発性自然気胸の場合の原因は**ブラ、ブレブの破綻**やな。

😟 なんですか、そのちょっといかがわしい名前の破綻というのは。

😠 あほ。ブラというのはそのブラやなくて、**胸膜直下にできる気腫性肺嚢胞**、ブレブは**臓側胸膜内にできる気腫性肺嚢胞**のこっちゃ（図9.3-5）。肉眼的には区別が難しい。

😊 発生機序の詳細は不明なんだけど、細気管支の炎症性狭窄によるチェックバルブ機構や血流障害による組織壊死、臓側胸膜の脆弱化な

図 9.3-5 **ブラとブレブ**

ブラ：肺実質内に生じた気腫性肺嚢胞　　ブレブ：腹側胸膜内に生じた気腫性胞肺嚢胞

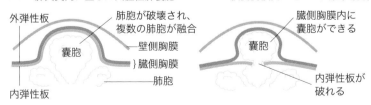

後藤順一. "胸膜・縦隔疾患：気胸／血胸". ナーシング・グラフィカEX 疾患と看護①呼吸器. メディカ出版, 2020, p.248 より一部改変.

どが考えられているわ。

失礼しました。

原発性自然気胸は、20歳前後、長身、痩せ型の男性に多いの。ブラが破綻しやすいのよね。一方、続発性自然気胸はCOPD、間質性肺炎、肺がん、肺結核などの患者さんに多いのよ。

先生、気胸って、なんとなく強烈な症状が出るような気がするのですが……。

せやな。**突然の呼吸困難と胸痛（患側）**なんかが出てくる。

胸部の診察では、患側の鼓音、肺胞呼吸音の減弱、声音振盪の減弱を認めるのよ。それから、X線像で肺血管陰影がない透過性の亢進した領域と、その内側に虚脱した肺を認めると、「自然気胸」の診断となるわ（図9.3-6）。

治療と看護やで！―肺がしぼんだらえらいこっちゃ

ほな、自然気胸の治療にいこか。治療戦略は、肺の再膨張を目的として、肺虚脱度を勘案し、初期治療を行うことやな。

軽度の場合は、**安静（経過観察）**または**胸腔穿刺による脱気（穿刺脱気）**を行う（図9.3-7）。

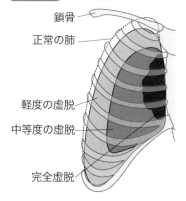

図 9.3-6 **肺の虚脱**

鎖骨
正常の肺
軽度の虚脱
中等度の虚脱
完全虚脱

CHAPTER
9

呼吸器

3 気胸、胸水、膿胸

図 9.3-7 胸腔穿刺

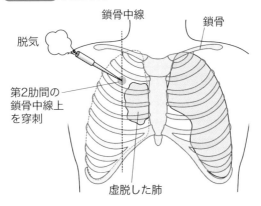

鎖骨中線

鎖骨

脱気

第2肋間の
鎖骨中線上
を穿刺

虚脱した肺

図 9.3-8 胸腔ドレナージ

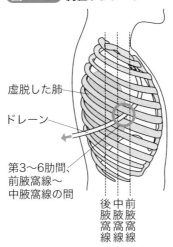

虚脱した肺

ドレーン

第3〜6肋間、
前腋窩線〜
中腋窩線の間

後腋窩線
中腋窩線
前腋窩線

空気を逃がしてあげるわけですね。

中等度以上の場合は胸腔ドレナージによる持続的な脱気を行う（図9.3-8）。それから、**緊張性気胸、両側性の気胸、血気胸など胸水貯留を伴う気胸、症状進行例などでも胸腔ドレナージは行われる。**

迅速な対応が必要ですね。

再発を繰り返す症例や、空気漏れの持続例、両側性の気胸などに対しては、胸腔鏡下手術または開胸手術で、ブラ切除や瘻孔閉鎖などが行われるのよ。

あと、外傷性気胸や医原性気胸についても、症状や所見、治療の基本戦略は同じや。ほなここで、看護師国家試験の過去問を一つ紹介しよか。どや、わかるか？

看護師国試の過去問やで！

胸水貯留時の胸腔ドレナージ法で正しいのはどれか。

（第101回午後45問改変）

1. ドレナージ中は輸液を行わない。
2. 胸腔ドレーンは水封にして管理する。
3. 呼吸困難が消失するまでドレナージをする。
4. 歩行時はドレーンバッグを胸腔よりも高い位置に設置する。

「4」は絶対にあり得ないですね。「2」ですかね。

そうね。胸腔ドレーンは水封にして、外気が胸腔内に流入しないようにするのよ。

なるほど。

よし。今日はここまで！

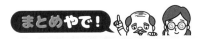
まとめやで！

臓側胸膜と壁側胸膜の間には、ごくわずかな空間（胸膜腔）があり、少量の胸水（胸膜液）で満たされている。

・胸水の貯留：なんらかの原因で胸水（胸膜液）が増加した状態

・胸水貯留の特徴所見：胸水貯留部において打診で濁音、聴診で肺胞呼吸音の減弱、音声振盪の減弱

・胸水貯留の原因：滲出性胸水（胸膜炎など）、漏出性胸水（うっ血性心不全、肝硬変、ネフローゼ症候群など）

・胸水の性状：膿胸、血胸、乳び胸

・胸水の除去：胸腔穿刺や胸腔ドレナージ

気胸：なんらかの理由で胸膜腔の中に空気（大気）が侵入すると、陰圧が崩れて大気圧と等しくなり、肺の自らの弾性収縮力でしぼむ状態

・原因により、自然気胸、外傷性気胸、医原性気胸に大別

・緊張性気胸：胸腔内に一方向的に空気が流入し続ける状態。肺が完全に虚脱し、胸腔内の気圧がどんどん高くなり、縦隔を圧迫し、健側に偏位、最悪の場合は呼吸・循環動態の悪化を引き起こす。低血圧などのショック状態となり、短時間で心停止に至る危険性もある。迅速な診断と胸腔ドレナージ（通常はまず、太い針を使う）による脱気（穿刺脱気）が必要

・気胸の原因：自然気胸→ブラ、ブレブの破綻、外傷性気胸→交通事故などの外傷、医原性気胸→医療行為に伴って起こるもの

・気胸の症状：突然の呼吸困難と胸痛（患側）

・気胸の治療：軽度の場合は、安静（経過観察）または胸腔穿刺による脱気（穿刺脱気）。中等度以上の場合は胸腔ドレナージによる持続的な脱気。緊張性気胸、両側性の気胸、血気胸など胸水貯留を伴う気胸、症状進行例などでも胸腔ドレナージが行われる。その他、再発を繰り返す症例、空気漏れの持続例、両側性の気胸⇒胸腔鏡下手術または開胸手術で、ブラ切除や瘻孔閉鎖などが行われる

CHAPTER10

第10章
脳・神経

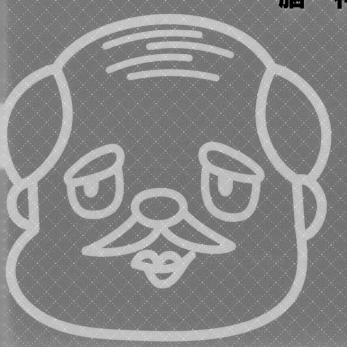

1 脳卒中（脳梗塞、脳内出血、くも膜下出血）

脳卒中の図解やで！

脳梗塞

分類：
①アテローム血栓性
　脳梗塞
②心原性脳塞栓症
③ラクナ梗塞
病態：
①脳内の血栓や塞栓
　による閉塞
②心臓内にできた血
　栓による閉塞
③脳動脈の穿通枝が
　閉塞する

脳内出血

脳実質内の出血。部
位によって被殻出血、
視床出血、脳幹出
血、小脳出血、皮質
下出血がある

くも膜下出血

病態：脳表面の血管
　病変の破綻によっ
　て、くも膜腔に出
　血が生じた状態
原因：脳動脈瘤の破
　裂

解剖生理学・病態生理やで！
―脳は頭蓋骨に守られとる。でも、ときにそれが脳の
病変を悪化させるんや

今回のテーマは「脳卒中（脳梗塞、脳内出血、くも膜下出血）」や。

どれも脳血管障害なんやけど、一度整理しとくわな（図 10.1-1）。

🧑‍🦰 このほかにも、脳血管の異常として、もやもや病という疾患があるのよ。

🐼 ここでは、脳卒中、なかでも脳梗塞、脳内出血、くも膜下出血を扱うわな（図 10.1-2）。

🧑 先生、脳卒中っていう変わった病名は、どういう意味ですか？

🐼 脳卒中というのは、**血管の閉塞、破綻なんかによって"突然"神経症状が発現した状態の総称**やな。

🧑‍🦰 疫学的には、脳卒中は日本の死因別死亡率で悪性新生物、心疾患、老衰に次いで4位なの（令和3年）。それでも医療の進歩によって死亡率は低下したとはいえ、今なお重要な疾患ね。

🧑 やはり、危険因子がありますよね。

🐼 せや。基礎疾患としては**高血圧、糖尿病、脂質異常症、心房細動**とかや。生活習慣としては**喫煙、大量飲酒、肥満、運動不足**やな。中でも高血圧が重要といわれとる。

❶ 脳梗塞

🐼 ほな、脳梗塞の病態からいこか。脳梗塞は、**脳動脈の狭窄や閉塞（動脈硬化）によって脳の灌流域に虚血が起こり、脳組織が壊死に陥る状態**のことや。障害部位によってその部位特有の局所症状というのが出てくる。

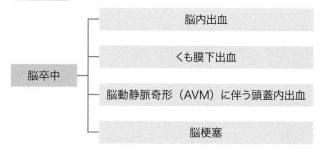

図 10.1-1 脳血管障害の分類

- 脳卒中
  - 脳内出血
  - くも膜下出血
  - 脳動静脈奇形（AVM）に伴う頭蓋内出血
  - 脳梗塞

図 10.1-2 脳卒中

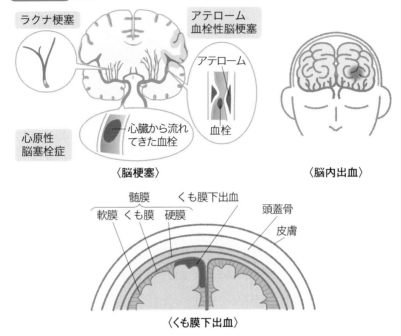

ラクナ梗塞
アテローム血栓性脳梗塞
アテローム
血栓
心臓から流れてきた血栓
心原性脳塞栓症
〈脳梗塞〉

〈脳内出血〉

髄膜　くも膜下出血
軟膜　くも膜　硬膜
頭蓋骨
皮膚
〈くも膜下出血〉

脳梗塞は、脳血管疾患死亡数の半数以上を占めているのよ。今後、高齢化に伴って、ますます罹患者数の増加が予想されているの。

臨床病型によって、①アテローム血栓性脳梗塞、②心原性脳塞栓症、③ラクナ梗塞に分類される（図 10.1-2）。①は動脈硬化（アテローム硬化）によって起こるもので、もともと**アテロームによって狭くなった血管の部分に血栓が形成されて閉塞**する血栓性と、**より中枢の動脈などのアテローム硬化部に血栓ができて、それが剥がれて脳へ流れていき、塞栓子となって脳動脈を詰まらせる**塞栓性とがある。

片麻痺、片側の感覚障害、構音障害などの症状が出ることが多いわ。危険因子は、高血圧、糖尿病、脂質異常症、喫煙、大量飲酒ね。

心原性脳塞栓症は、**心房細動などが原因で、心臓内にできた血栓の一部が剥がれて塞栓子となって、脳動脈を閉塞するという病態**やな。

片麻痺、片側の感覚障害、失禁、意識障害などの症状が短時間で出ることが多いの。危険因子は心疾患（心房細動、洞不全症候群、心筋梗塞など）よ。

ラクナ梗塞は、**脳動脈の中の穿通枝が高血圧により傷害されて閉塞するんや。**

これは、比較的軽い症状や無症状のこともあるの。でも、繰り返すと、血管性認知症やパーキンソン症候群の原因となるのよ。もちろん危険因子は高血圧ね。

❷ 脳内出血

次に紹介する疾患は、脳内出血や。これは、**脳実質内の出血のこと**をいう。その結果、血腫ができてもうて**脳組織が圧迫される。**局所神経症状および頭蓋内圧亢進症状を起こす。出血の部位では、被殻出血が一番多いから覚えといて。次いで、視床出血、皮質下出血、脳幹出血、小脳出血の順や。

脳内出血は図 10.1-3 のように、さまざまな部位で起こるのだけど、予後が悪いのは、脳幹出血と視床出血ね。

原因は高血圧ですか？

せや。まず、被殻出血から紹介するわな。出血部位として多いのはレンズ核線条体動脈や。症状としては、頭痛、意識障害、失語症、片麻痺、麻痺側の感覚障害、共同偏視なんかがみられる。症状が出たとき、すぐに CT などの画像検査ができるとは限らへんから、**どのような症状が脳出血と関係するか知っとかなあかん。**

共同偏視ってなんですか？

両目の眼球が病巣を向くことやな（表 10.1-1）。次は、視床出血。症状としては、頭痛、意識障害、片麻痺、感覚障害、眼球の内下方偏位（表 10.1-1）が現れる。原因動脈として多いのは、視床穿通動脈と視床膝状体動脈や。血腫量が多い場合は、残念ながら予後不良やな（血腫量が少ない場合、予後は悪くない）。

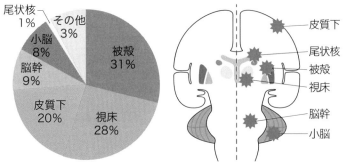

図 10.1-3 出血の部位の割合と部位

尾状核 1%
その他 3%
小脳 8%
脳幹 9%
皮質下 20%
被殻 31%
視床 28%

皮質下
尾状核
被殻
視床
脳幹
小脳

瀧澤俊也. "脳出血の原因別・部位別・年代別・性別頻度". 脳卒中データバンク 2015. 小林祥泰編. 東京, 中山書店, 2015, p.133 より改変.

表 10.1-1 脳内出血の部位別の眼位

部位	被殻	視床	脳幹	小脳
眼症状	（右被殻出血の場合） ●病側への共同偏視	●内下方偏位（鼻先凝視） ●縮瞳 ●対光反射の消失・減弱	●眼球の正中位固定 ●著しい縮瞳（pinpoint pupil） ●対光反射（＋） ●頭位変換眼球反射（−） ●眼球浮き運動	（右小脳出血の場合） ●健側への共同偏視 ●縮瞳 ●対光反射（＋） ●頭位変換眼球反射（−）

両眼が鼻先を見て、かつ下を向くのですね。

次は、脳幹出血（橋出血）。これは脳底動脈の橋枝からの出血が多い。**脳幹部というと、生命維持機能を担う重要部位**やさかい、出血量が多ければ最も重症かつ予後不良やな。症状としては、意識障害、呼

吸障害、四肢麻痺、両側性の除脳硬直（図10.1-4）、眼球の正中位固定、瞳孔の高度縮小（表10.1-1）なんかがみられるんや。

脳幹に対する損傷だから、血腫除去の適応はない、つまり原則は手術できないの。出血量が予後に大きく影響することになるのね。

次は小脳出血や。これは上小脳動脈分枝の破綻によるものが多い。症状としては、激しい後部頭痛がある。

その頭痛は、くも膜下出血に似るといわれているわ。

ふらつき（失調）、回転性のめまい、反復する嘔吐。その後、急速に進行する起立・歩行障害、眼振や共同偏視（健側を向く）がみられるようになるんや。大脳の出血とは目の向く方向が反対やから、注意してな（表10.1-1）。

CTで血腫の径が3cm以上ならば、血腫除去術の適応となることが多く、3cm以下なら内科的保存療法が行われるのよ。

次、皮質下出血やな。症状は出血部によってさまざまや。頭頂葉やと対側の感覚障害、後頭葉やと同名性半盲、側頭葉やと感覚性失語・視野障害、前頭葉やと対側の運動麻痺なんかがみられる。

治療は、脳表から血腫の深さが1cm以上の場合には内科的治療、脳表から血腫の深さが1cm以下の場合は外科的治療が行われるの。

図10.1-4 除脳硬直肢位

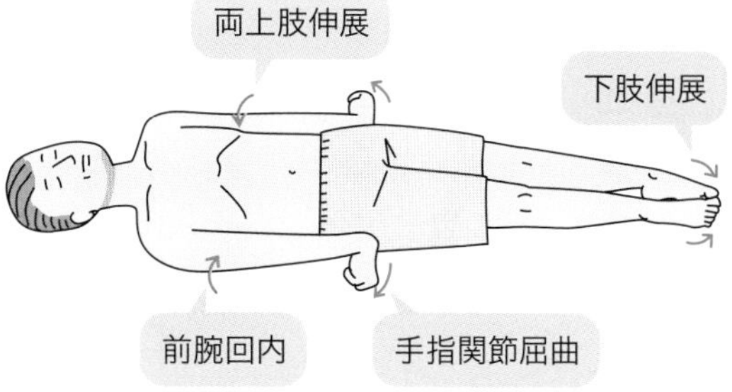

両上肢伸展

下肢伸展

前腕回内

手指関節屈曲

❸ くも膜下出血

最後にくも膜下出血や。浜田君、くも膜下腔というのは解剖学で習ったよな？

はい。くも膜と軟膜の間の腔で、脳脊髄液に満たされている空間のことです。

よし、これは**脳表面の血管病変の破綻によってくも膜腔へ出血が生じた病態**やな。

原因としては、**脳動脈瘤の破裂**が最多よ。全体の80％以上で中高年～高齢者に多いの。好発年齢は40～60歳。次いで若年者に好発の脳動静脈奇形（AVM）も原因になるわ。症状としてよく表現されるのは、"バットで殴られたような突然の激しい頭痛"が起こるというもの。ただし、激しくないこともあるので注意が必要よ。その他、悪心・嘔吐、意識障害、けいれんなどの頭蓋内圧亢進症状、**項部硬直**（図10.1-5）、**ケルニッヒ徴候陽性**（図10.1-6）などの**髄膜刺激症状**が現れるの。

治療と看護やで！―とにかく原因の解明と治療を迅速に

❶ 脳梗塞

アテローム血栓性脳梗塞の治療の目的は、**全身管理（血圧管理を含**

図 10.1-5 項部硬直

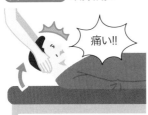

痛い!!

※抵抗がある

図 10.1-6 ケルニッヒ徴候

仰臥位で足を持ち上げると膝を伸ばせない

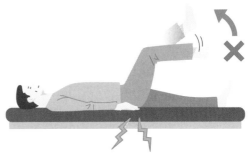

む）・合併症対策とともに、血栓の増大や拡散を防ぎ、脳実質を虚血にする障害から守ることや。急性期の治療としては、発症 4.5 時間以内ならば rt-PA 静注やな。これは血栓溶解療法や。発症 6 時間以内ならばウロキナーゼ局注、これも血栓溶解療法。発症 8 時間以内ならば血管内治療として血栓回収療法が行われる。その他、脳保護療法としてエダラボン、抗血小板療法としてオザグレルナトリウム、アスピリンなど、抗凝固療法としてアルガトロバン、ヘパリン、抗脳浮腫療法として高張グリセロール（10%）の投与などもある。

まさに時間との闘いですね。

ちなみに、脱水が起こると、血管や心臓内に血栓を形成しやすい状態になるから、脱水も脳梗塞の重要な誘発因子なの。これはアテローム血栓性脳梗塞だけでなく、心原性脳塞栓症やラクナ梗塞にもいえることよ。

慢性期の治療としては危険因子の管理、抗血小板療法、外科的治療なんかが行われる。

　次に、心原性脳塞栓症の治療や。これも全身管理・合併症対策とともに、梗塞巣の増大や塞栓症の再発を防ぐことが大事やな。急性期の治療としては、アテローム血栓性脳梗塞とよう似とるんやけど、発症 4.5 時間以内であれば血栓溶解療法としての rt-PA 静注。発症 6 時間以内であれば血栓溶解療法としてのウロキナーゼ局注。血管内治療として血栓回収療法、これは発症 8 時間以内。脳保護薬のエダラボン、抗脳浮腫薬の高張グリセロール（10%）、抗凝固薬のヘパリン投与やな。

心房細動は血栓形成の危険因子というのは、「循環器」のところで教えてもらいました。

せやったな。それで慢性期の治療も忘れたらあかん。抗凝固療法として DOAC（直接経口抗凝固薬）、ワルファリンの投与やな。

やはり、一刻の猶予もない、迅速な対応が求められますね。

ここで覚えておかないといけないことがあるの。梗塞によって虚血

性変化を起こした血管に、再び血液が流入すると、梗塞部の組織に出血が生じることがあるの

え？　再灌流すると、回復に向かうのではないのですか？

そうなの。これを出血性梗塞（図 10.1-7）というの。**出血性梗塞はどのタイプの脳梗塞でも起こり得るのだけど、とくに心原性脳塞栓症で多く認められるわ。機序としては、脳梗塞によって、脳実質組織だけでなく、血管も脆弱化するの。そこに血液が再灌流すると、脆弱化した血管から出血することがあるのよ。そうなると、血腫を形成し、脳浮腫や脳ヘルニアの増悪を起こす**ことがあるので、注意が必要なのよね。

次に、ラクナ梗塞やな。ラクナ梗塞は、高血圧を有する高齢者に多く、梗塞巣も 15mm 未満と小さい。大脳基底核、内包、視床、橋などに発生し、軽度の運動障害、感覚障害、構音障害などが起こるんや。幸いなことに、近年、高血圧の管理の進歩によって減少傾向にある。

　治療としては、血栓の増大と梗塞巣の拡大防止、再発予防の抗血小板療法が主体となる。

　急性期の治療としては、**発症 4.5 時間以内ならば、血栓溶解療法として rt-PA 静注**、脳保護薬のエダラボン、抗血小板薬のオザグレルナトリウム、アスピリンなどが投与される。

やはり慢性期の治療も大事ですね。

図 10.1-7　脳梗塞と出血性梗塞

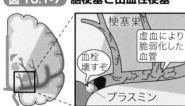

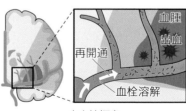

脳梗塞　　　　　　　　　　　出血性梗塞

医療情報科学研究所. 病気がみえる Vol.7 脳・神経. 東京, メディックメディア, 2013, p.83 より一部改変.

せやな。抗血小板療法、血圧のコントロールやな。高すぎると出血を起こすし、逆に低くなり過ぎんようにも注意が必要や。

❷ 脳内出血

ほな、次は脳内出血の治療やな。治療方針の決定には、CT による出血量・出血部位の確認と、意識レベルなどの神経症状の評価が重要な判断材料となる。

ただし、脳内出血による急性期手術は**あくまで除圧によって脳ヘルニアを避けるのが目的**で、脳の損傷に起因する局所神経症状の改善は期待できないことが多いの。

大きく 3 つの戦略がある。①意識清明で切迫する脳ヘルニアを示す所見がない場合、内科的治療や経過観察を行う。②意識レベルが低下して切迫する脳ヘルニアを示す所見がある場合、脳ヘルニアを避けるための外科的治療が行われる。③深昏睡に陥っている場合、手術の適応はない。

先生、脳ヘルニアを示す所見と、あと内科的治療というのはどんなものですか？

切迫する**脳ヘルニアを示す所見**というのは、**意識障害、血腫側の瞳孔散大、対光反射消失、対側の片麻痺、血圧上昇と徐脈（クッシング現象）**やな。

　内科的治療というのは、**呼吸管理かつ必要に応じた挿管・人工呼吸、輸液、血圧管理**（極力、収縮期血圧 140mmHg 以下に下げる）、**抗脳浮腫薬の投与**（高張グリセロールまたは D- マンニトールなど）やな。

❸ くも膜下出血

次、くも膜下出血の治療としては、なんといっても **3 大合併症を防ぐ**こと。まず、術前管理として、**再出血、脳ヘルニアを防ぐ**。そのために、降圧薬による血圧管理、抗脳浮腫薬を用いた頭蓋内圧管理、ジアゼパムやペンタゾシンなどの静注を行う。鎮痛・鎮静、けいれ

んに対しては抗てんかん薬やな。

　次に、脳動脈瘤破裂の場合の再出血予防処置。これは早期（72時間以内）に行うのが望ましい。方法としては、開頭する外科的治療で動脈瘤頸部クリッピング術（図10.1-8）および脳槽ドレナージによる血腫除去やな。

血管内治療もあるのですか？

動脈瘤コイル塞栓術がある（図10.1-9）。

術後管理では、どんなことを行いますか？

脳血管攣縮による**脳虚血を防ぐこと**。これは脳梗塞にならんようにや。方法としては、予防的にファスジル、オザグレルナトリウムの頸静脈投与。発症時にはトリプルH療法（循環血液量増加、人為的高血圧、血液希釈）がなされる。

3大予後不良因子（一次的脳損傷、再出血、脳血管攣縮）というのがあることも覚えておいてね。

治療後もまったく油断ならないですね。

よし。ほな、ここまでにしとこ。ここで看護師国家試験の過去問（改）を1つ紹介しよか。どや、わかるか？

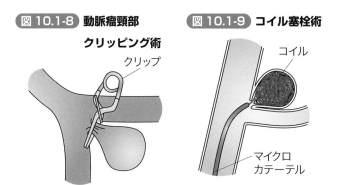

図 10.1-8 **動脈瘤頸部クリッピング術**
クリップ

図 10.1-9 **コイル塞栓術**
コイル
マイクロカテーテル

看護師国試の過去問やで！

脳梗塞の危険因子で誤っているのものはどれか？

1. 高血圧
2. 喫煙
3. 心房細動
4. 脳動脈瘤
5. 肥満

これは簡単です。「4」です。「4」はくも膜下出血や脳内出血の危険因子です。

正解。よく覚えていたわね。

よし、今日はここまでにしとこ。

今回もなかなかシビアな疾患が多かったです。医師と看護師、そして理学療法士さんや作業療法士さんたちとの連携プレーが大事ですね。今日もありがとうございました。

まとめやで！

脳卒中：脳梗塞、脳内出血、くも膜下出血

脳梗塞：脳動脈の狭窄や閉塞（つまり動脈硬化）によって脳の灌流域に
虚血が起こり、脳組織が壊死に陥る状態

病型：①アテローム血栓性脳梗塞、②心原性脳塞栓症、③ラクナ梗塞

原因：①動脈硬化、②心房細動などの心疾患、③脳動脈の中の穿通枝の
閉塞

治療：

①アテローム血栓性脳梗塞→急性期治療：血栓溶解療法、血管内治
療として血栓回収療法、脳保護療法、抗血小板療法、抗凝固療法、

抗脳浮腫療法。慢性期の治療：危険因子の管理、抗血小板療法、
　　外科的治療
　②心原性脳塞栓症→急性期治療：血栓溶解療法、血管内治療（血栓
　　回収療法）、脳保護療法、抗脳浮腫療法、抗凝固療法。梗塞巣の増
　　大や塞栓症の再発を防ぐことが大事。慢性期の治療：抗凝固療法
　　として DOAC（直接経口抗凝固薬）、ワルファリン投与
　③ラクナ梗塞→急性期治療：血栓溶解療法、脳保護療法、抗血小板
　　療法。慢性期治療：抗血小板療法、血圧のコントロール

脳内出血：脳実質内の出血のことで、その結果、血腫により脳組織が圧迫
　　される病態

　病型：被殻出血、視床出血、脳幹出血、小脳出血、皮質下出血

　原因：高血圧など

　治療：①意識清明で切迫する脳ヘルニアを示す所見がない場合→内科
　　　　　的治療や経過観察
　　　　②意識レベルが低下して、切迫する脳ヘルニアを示す所見があ
　　　　　る場合→脳ヘルニアを避けるための外科的治療
　　　　③深昏睡に陥っている場合→手術の適応なし

くも膜下出血：脳表面の血管病変の破綻によって、くも膜腔へ出血が生
　　じた病態

　原因：脳動脈瘤の破裂、脳動静脈奇形

　治療：3大合併症を防ぐこと。術前管理として、再出血、脳ヘルニア
　　　　を防ぐ。脳動脈瘤破裂の場合の再出血予防処置：外科的治療（動
　　　　脈瘤頸部クリッピング術および脳槽ドレナージによる血腫除去）、
　　　　血管内治療（動脈瘤コイル塞栓術）

2　アルツハイマー型認知症と
パーキンソン病

アルツハイマー型認知症とパーキンソン病の図解やで！

アルツハイマー型認知症

病態：脳の全般的な萎縮が起こり、組織学的（顕微鏡下）にて、老人斑、神経原線維変化の出現を特徴とする神経変性疾患

特徴：海馬や側頭葉の萎縮から始まり、頭頂葉、大脳全般の高度な萎縮

疫学：認知症の中でも飛び抜けて多い（全体の約7割）

症状：中核症状とBPSDが現れる

パーキンソン病

病態：中脳の黒質の神経細胞（ドーパミン産生）の変性を特徴とする神経変性疾患。その結果、スムーズに体を動かせなくなる

4大症状：安静時振戦、無動、筋強剛（固縮）、姿勢保持障害

解剖生理学・病態生理やで！―神経変性疾患は本当に厄介や

🐼 今回のテーマは「アルツハイマー型認知症とパーキンソン病」や。

👦 よろしくお願いします。

❶　アルツハイマー型認知症

🐼 まず、「認知症とは？」といった質問からしてみよか。どや、浜田君。

👦 そうですね〜、物事の判断や周りの状況が徐々に理解できなくなっ

右側余白：
CHAPTER **10**
脳・神経
2　アルツハイマー型認知症とパーキンソン病

ていく、進行性の病気というイメージです。

せやな。以前、認知症は「痴呆症」と呼ばれとったんやけど、2004年以降「認知症」と言い換えられた。で、その認知症やけど、**いったん正常に発達した「記憶」「学習」「判断」「計画」といった脳の知的機能（認知機能）が、後天的な脳の器質障害によって持続性に低下し、日常・社会生活に支障をきたす状態**をいうんや。

加齢によって誰しも知的機能が衰え、物忘れがみられるようになるのだけど、日常生活にも支障はないことが多い。でも認知症は、**明らかな機能的・器質的障害が出現する疾患**なのよ。つまり、障害の範囲も程度も「単なる物忘れ」より深刻で、問診による診断基準で両者も区別がつくのよ。

なるほど。では、認知症の原因というのはどんなものがあるのですか？

大別すると、変性性認知症と血管性認知症になるわけやけど、前者はさらにアルツハイマー型認知症、レビー小体型認知症、前頭側頭型認知症の3つに分けられる。

ということは、今日のテーマは2つとも変性疾患というわけですね。

せや。**アルツハイマー型認知症は認知症の中でも飛び抜けて多い**。全体の約7割がこれや。高齢化に伴って有病率も増え続けとる。今の日本では、65歳以上の7人に1人、85歳以上になると、なんと2人に1人が認知症というから驚きや。

先生、症状としてはどんなものがあるのですか？

うん。中核症状とBPSD（行動・心理症状：behavioral and psychological symptoms of dementia）の2つに大別されるんやけど、前者は認知症患者であれば必ずみられる症状や。**記憶障害、見当識障害、失語、失行、失認、遂行機能障害**なんかやな。一方、後者は、**不眠、徘徊、幻覚・妄想、異食、不潔行為、興奮・暴力**なんかがあるんやけど、実はこっちのほうが**家族の負担が大きいことが多い**んや。

アルツハイマー型認知症の記憶障害だと、少し前に体験したことも忘れてしまって、何度も同じことを言ったりするの。ただ、長年体で覚えたこと、例えば裁縫や楽器の演奏などの「手続き記憶」は障害されにくいのよ。

へ〜、そうなんですね。先生、見当識障害というのは、時間や場所や人物などの周囲の状況を認識する能力の障害のことですよね。では、遂行機能障害って何ですか？

遂行機能障害ってのは、物事を論理的に考え、計画し、実行に移す能力のことや。日常生活でも簡単そうに見える作業でも、実はそれなりの遂行機能がはたらいてワシらは生活しとる。

認知機能の検査ってあるのですか？

ある。改訂長谷川式簡易知能評価スケール（HDS-R、図10.2-1）やMMSEなどや。どっちも短時間で施行可能な検査やけど、診断の基準となる大切な検査や。

　ほな、アルツハイマー型認知症の病態にいこかな。この疾患は、**大脳の全般的な萎縮が起こり、組織学的（顕微鏡下）に老人斑、神経原線維変化の出現がみられるのが特徴の神経変性疾患**やな（図10.2-2）。さっきも言うたように、認知症の中でも群を抜いて多い。

65歳未満といった若年での発症もあってね、これをアルツハイマー病と呼んでいるの。

アルツハイマー型認知症は大脳の、特に**海馬や側頭葉の萎縮**が起こり、**記憶障害、物盗られ妄想、見当識障害、判断能力障害**なんかがみられる。**頭頂葉の萎縮**もあると、**失行、失認、失語、遂行機能障害**なんかもみられるんや。

脳の萎縮は徐々に進行して、記憶障害を主とした中核症状が出現してくるの。それに不随してBPSDも出現してくるのよ。そして晩期には、記憶をほとんど失い、意思の疎通もできなくなって、近親者であってもそれが誰だかわからなくなるの。たとえ自分の子どもや配偶者であってもね。

図 10.2-1 改訂長谷川式簡易知能評価スケール（HDS-R）

1	お歳はいくつですか？（2年までの誤差は正解）		0 1
2	今日は何年の何月何日ですか？ 何曜日ですか？ （年月日、曜日が正解でそれぞれ1点ずつ）	年 月 日 曜日	0 1 0 1 0 1 0 1
3	私たちがいまいるところはどこですか？ （自発的にでれば2点、5秒おいて家ですか？病院ですか？施設ですか？のなかから正しい選択をすれば1点）		0 1 2
4	これから言う3つの言葉を言ってみてください。あとでまた聞きますのでよく覚えておいてください。（以下の系列のいずれか1つで，採用した系列に○印をつけておく） 1：a）桜　b）猫　c）電車、2：a）梅　b）犬　c）自動車		0 1 0 1 0 1
5	100から7を順番に引いてください。 （100-7は？、それからまた7を引くと？と質問する。最初の答えが不正解の場合、打ち切る）	(93) (86)	0 1 0 1
6	私がこれから言う数字を逆から言ってください。（6-8-2、3-5-2-9を逆に言ってもらう、3桁逆唱に失敗したら打ち切る）	2-8-6 9-2-5-3	0 1 0 1
7	先ほど覚えてもらった言葉をもう一度言ってみてください。（自発的に回答があれば各2点、もし回答がない場合以下のヒントを与え正解であれば1点） a）植物　b）動物　c）乗り物		a：0 1 2 b：0 1 2 c：0 1 2
8	これから5つの品物を見せます。それを隠しますのでなにがあったか言ってください。（時計、鍵、タバコ、ペン、硬貨など必ず相互に無関係なもの）		0 1 2 3 4 5
9	知っている野菜の名前をできるだけ多く言ってください。 （答えた野菜の名前を右欄に記入する。途中で詰まり、約10秒間待っても出ない場合にはそこで打ち切る） 0〜5＝0点、6＝1点、7＝2点、8＝3点、9＝4点、10＝5点		0 1 2 3 4 5
		合計得点	

30点満点中20点以下は認知症の疑いあり。

加藤伸司ほか. 改訂長谷川式簡易知能評価スケール (HDS-R) の作成. 老年精神医学雑誌. 2 (11), 1991, 1339-47 より転載.

図 10.2-2 アルツハイマー型認知症の特徴

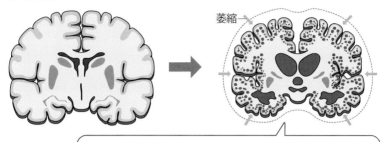

萎縮

大脳の全般的な萎縮、老人斑や神経原線維変化がみられる

　さらに、尿便の失禁や、「弄便」といって自分の便を食べるなど異
食が出る人もいるのよ。最終的には、無動・無言となり、寝たきり
になるの。

🧑 なんと、ショッキングですね。先生、大脳の萎縮というのはどんな
感じになるのですか？

🐼 CT や MRI そして脳内の血流がみられる SPECT なんかで検査をす
るんやけど、顕著に変化が現れる。

❷ パーキンソン病

🐼 次に、パーキンソン病の病態を説明するわな。この疾患の特徴は、
中脳の黒質という部分の神経細胞の変性が起こることや。

👩 **黒質の神経細胞はドーパミンという神経伝達物質を作っているのよ。**

🐼 せやから、**ドーパミン産生が低下**する。その結果、スムーズに体を
動かせなくなるんや。この疾患の 4 大症状というのがあってな、知
ってるか？

🧑 う〜〜ん、スムーズに動かなくなるということは、無動とかですか。

🐼 1 つは、せやな。4 大症状というのは、**安静時振戦、無動、筋強剛
（固縮）、姿勢保持障害**や。しっかり覚えとこな。

👩 好発年齢は中高年期以降で、40〜80 歳と幅広いわ。その中でも特に

50〜70 歳が多いの。

もう少し詳しく症状をいうと、安静時振戦というのは、じっとしているときに手足の震えが出現する。これは基本的に片側の上肢か下肢で発症するんや。それから動作がゆっくりになったり、字がだんだん小さくなる。表情の変化も乏しくなり、これを仮面様顔貌っていうとる。

先生、筋強剛って何ですか？

うん。黒質の変性によって大脳基底核の運動制御機構が障害される。その結果、筋トーヌス（筋緊張）が亢進するんや。正常やと肘の屈曲・伸展はスムーズにいくわけやけど、筋強剛があると拮抗筋のどっちも収縮してバランスがとれん。その結果、**鉛管現象**や**歯車現象**というのがみられるんや（図 10.2-3）。

なるほど。

その他の症状としては、前傾姿勢となって転びやすくなる、歩こうとすると足がすくむ、小刻みで歩く、歩き出すと前のめりになり、

図 10.2-3 筋強剛（固縮）、鉛管現象、歯車現象

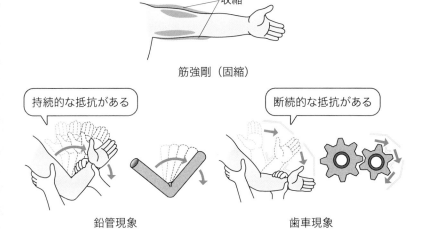

収縮

筋強剛（固縮）

持続的な抵抗がある

断続的な抵抗がある

鉛管現象

歯車現象

止まらなくなるなどの症状がある。

その他、自律神経障害として、便秘、排尿障害、起立性低血圧、脂漏性皮膚などが、精神症状として、抑うつ、不安、認知症、睡眠障害などが出ることもあるの。

治療と看護やで！
―根本治癒はできへんから、患者も家族も医療者も大変や

ほな、**アルツハイマー型認知症の治療**について説明しよか。残念ながら、**根治療法はまだ確立されとらん**。認知機能の低下の改善と精神症状に対する対症療法になるわけや。

　今は、認可されとる4剤が進行度によって使い分けられとる。治療開始の時点で病状が軽度やったら、まずはコリンエステラーゼ（ChE）阻害薬のドネペジル、ガランタミン、リバスチグミンの少量投与から開始する。中等度に達した時点で、NMDA受容体拮抗薬であるメマンチンを追加投与していくわけや。

ちなみに中等度というのは、会話がかみ合わないとか日常生活に支障をきたすようになった状態をいうのね。

次は**パーキンソン病の治療**や。これも神経変性疾患やさかい、**根治療法はない**。でも、薬物療法がかなり進歩してきとるともいえる。基本的な考え方は、ドーパミンの産生量が低下しとるわけやから、**ドーパミンのシグナルを入りやすくしてあげること**やな。

合理的ですね。

治療は、**薬物療法と運動療法（リハビリテーション）が中心**となる。薬物療法としては、レボドパ、ドパミンアゴニスト、抗コリン薬、アマンタジン、MAO-B阻害薬、COMT阻害薬、ゾニサミド、ノルアドレナリン前駆物質（ドロキシドパ）、アデノシン A_{2A} 受容体拮抗薬なんかが使われる。

先生、なぜドーパミンそのものを内服しないのですか？

それはええ質問や。ドーパミンそのものを内服しても**消化管で分解**

227

されるし、そもそも**血液脳関門（Blood Brain Barrier）を通ること**ができんから、効き目がないんや。

なるほど。血液脳関門って、血管内の物質が脳実質に入る関所みたいなものでしたね。

そうね。ところで、レボドパは上記の薬の中でも著効を示すのだけど、wearing off 現象が現れることがあることも、ナースとしては覚えておいてほしい知識よ。

なんですか、それは。

レボドパを長期服用すると、レボドパの有効時間が1〜2時間に短縮し、次の服用までに効果が切れ、症状の悪化がみられることをいうの。そうなると、頻回のレボドパの投与が必要になるの。でも、薬の量が過剰になると、**ジスキネジアという不随意運動が起こることがある**の。

体が勝手に動いてしまう現象でしたね。

そう。症状の出方と程度には個人差があるのだけど、若年齢では四肢のジスキネジアが、高齢者では口部のジスキネジアがみられることが多いのよ。

薬の投与が難しいですね。看護師は患者の様子に要注意ですね。

実は、レボドパを急に中止すること、あるいは抗精神病薬の投与や脱水によって危険な状態になることがある。悪性症候群といって、**発熱や精神症状、発汗、尿閉、振戦、筋強剛、意識障害などの症状を示すことがあるんや**。重症例は死亡することもあるから、注意が必要や。とにかく、予防と早期発見で重症化を防ぐことが重要やな。

レボドパの投与再開、抗精神病薬の投与中止、十分な輸液、ダントロレンの投与、体の冷却などの迅速な処置が必要よ。

その他の治療として、適応には条件があるものの、脳深部刺激療法という手術療法がある。

　まあ今日の話はこんなところや。ほなここで、看護師国家試験の過去問を1つ紹介しよか。どや、わかるか？

Alzheimer〈アルツハイマー〉病で正しいのはどれか。（第106回 午前33問）

1. 基礎疾患として高血圧症が多い。
2. 初期には記銘力障害はみられない。
3. アミロイドβタンパクが蓄積する。
4. MRI所見では前頭葉の萎縮が特徴的である。

これは簡単です。「3」です。

そうね。アルツハイマー病は、アミロイドβタンパクの沈着が引き金となって、タウタンパクが凝集し、神経原線維変化が形成されて神経細胞が死に至るため起こるという疾患ね。ちなみに選択肢「4」は、海馬を中心とする側頭葉内側面の萎縮が正解ね。

はい。そうでした。覚えてますよ。

よし。今日はここまで。

今日もたくさん勉強になりました。どうもありがとうございました。

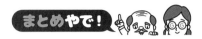 **まとめやで！**

認知症：いったん正常に発達した「記憶」「学習」「判断」「計画」といった脳の知的機能（認知機能）が、後天的な脳の器質障害によって持続性に低下し、日常・社会生活に支障をきたす状態

認知症の原因：変性性認知症（アルツハイマー型認知症、レビー小体型認知症、前頭側頭型認知症）と血管性認知症

アルツハイマー型認知症（AD）

認知症の中でも飛び抜けて多い（全体の約 7 割）

・症状：中核症状と BPSD
・認知機能検査：改訂長谷川式簡易知能評価スケール（HDS-R）、MMSE
・病態：大脳の全般的な萎縮が起こり、組織学的（顕微鏡下）に老人斑、神経原線維変化の出現がみられるのを特徴とする神経変性疾患
・治療：根治療法はない。認知機能の低下の改善と精神症状にする対症療法

パーキンソン病（PD）

・病態：中脳の黒質の神経細胞の変性→ドーパミン産生の低下→スムーズに体が動かせなくなる
・四大症状：安静時振戦、無動、筋強剛（固縮）、姿勢保持障害
・治療：根治療法はない。薬物療法〔レボドパ、ドパミンアゴニスト、抗コリン薬、アマンダジン、MAO-B 阻害薬、COMT 阻害薬、ゾニサミド、ノルアドレナリン前駆物質（ドロキシドパ）、アデノシン A_{2A} 受容体拮抗薬〕と運動療法（リハビリテーション）が中心。手術療法（脳深部刺激療法）もある。

＊レボドパを急に中止することや抗精神病薬の投与や脱水によって危険な状態になることがある（悪性症候群：発熱や精神症状、発汗、尿閉、振戦、筋強剛、意識障害などの症状）

参考文献

本書では以下に挙げる文献を中心に、その他インターネット等多くの情報を参考にさせていただきました。ここに感謝の意を表します。

- 系統看護学講座 人体の構造と機能1 解剖生理学、第9版（2015）、坂井建雄ほか、医学書院
- 系統看護学講座 成人看護学3 循環器、第14版（2018）、吉田俊子ほか、医学書院
- 系統看護学講座 人体の構造と機能2 生化学、第13版（2014）、三輪一智ほか、医学書院
- ナーシング・グラフィカ 人体の構造と機能①解剖生理学、第4版（2018）、林正健二ほか、メディカ出版
- ナーシング・グラフィカEX 疾患と看護①呼吸器、第1版（2020）、宇都宮明美ほか、メディカ出版
- ナーシング・グラフィカEX 疾患と看護④血液／アレルギー・膠原病／感染症、第1版（2019）、薊隆文ほか、メディカ出版
- かんテキ 循環器、第1版（2019）、宮川和也ほか、メディカ出版
- かんテキ 脳神経、第1版（2019）、岡崎貴仁ほか、メディカ出版
- かんテキ 消化器、第1版（2022）、畑啓昭ほか、メディカ出版
- なんでやねん！ 根拠がわかる 解剖学・生理学 要点50、第1版（2018）、川畑龍史ほか、メディカ出版
- ほんまかいな！ 根拠がわかる 解剖学・生理学 要点39、第1版（2020）、川畑龍史ほか、メディカ出版
- ネッター解剖学アトラス、原著第4版（2011）、F.H.Netter（相磯貞和訳）、南江堂
- 人体の構造と機能、第2版（2003）、佐藤昭夫ほか、医歯薬出版
- イラスト解剖学、第9版（2017）、松村讓兒、中外医学社
- 図解 解剖学事典、第3版（2013）、Heinz Feneis（山田英智監訳）、医学書院
- 解剖学用語、改訂13版（2007）、日本解剖学会監、解剖学用語委員会編、医学書院
- イラスト 人体の中の自然科学、第1版（2017）、川畑龍史、東京教学社

- おもしろ解剖学読本、第4版（2004）、加藤征治ほか、金芳堂
- 病気がみえるvol.1 消化器、第6版（2020）、医療情報科学研究所、メディックメディア
- 病気がみえるvol.2 循環器、第5版（2021）、医療情報科学研究所、メディックメディア
- 病気がみえるvol.3 糖尿病・代謝・内分泌、第5版（2019）、医療情報科学研究所、メディックメディア
- 病気がみえるvol.4 呼吸器、第3版（2019）、医療情報科学研究所、メディックメディア
- 病気がみえるvol.5 血液、第2版（2017）、医療情報科学研究所、メディックメディア
- 病気がみえるvol.6 免疫・膠原病・感染症、第2版（2018）、医療情報科学研究所、メディックメディア
- 病気がみえるvol.7 脳・神経、第2版（2019）、医療情報科学研究所、メディックメディア
- 病気がみえるvol.8 腎・泌尿器、第3版（2019）、医療情報科学研究所、メディックメディア
- 新 病態生理できった内科学1 循環器疾患、第2版（2009）、村川裕二、医学教育出版社
- 新 病態生理できった内科学3 腎疾患、第2版（2010）、村川裕二ほか、医学教育出版社
- 新 病態生理できった内科学5 血液疾患、第2版（2009）、村川裕二、医学教育出版社
- 新 病態生理できった内科学6 免疫・アレルギー・膠原病、第2版（2010）、村川裕二、医学教育出版社

索引

索 引